このシールをはがすと，
本書のWeb付録にアクセスするた
めのIDとPASSが記載されています

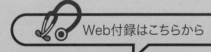
Web付録はこちらから

https://www.igaku-shoin.co.jp/prd/03159/
（パソコンからは，医学書院のホームページで『呼吸音聴診ガイドブック』を検索し，書籍紹介ページ内の黄色い聴診器のアイコンから Web 付録にアクセスできます）

- 本Web付録のデータは予告なしに変更・修正したり，また配信を停止する場合もございます。ご了承ください。
- 本Web動画の利用ライセンスは，本書1冊につき1つ，個人所有者1名に対して与えられるものです。第三者へのID（ユーザー名）とパスワードの提供・開示は固く禁じます。また図書館・図書施設など複数人の利用を前提とする場合には，本Web付録を利用することはできません。
- 動画や音声は書籍の付録のため，ユーザーサポートの対象外とさせていただいております。ご了承ください。

# 呼吸音聴診ガイドブック

見る・聴く Web 付録付

山内豊明
放送大学大学院教授
生活健康科学プログラム

Lung Sounds
Auscultation
Guidebook

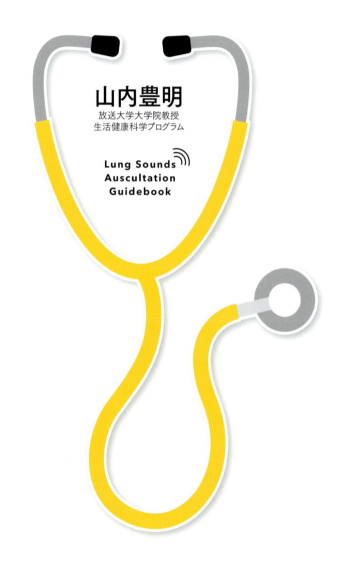

医学書院

著者略歴

# 山内豊明 (やまうち とよあき)

放送大学大学院教授 生活健康科学プログラム
一般社団法人 国際臨床アセスメント実践教育研究会 代表理事

1985年，新潟大学医学部医学科卒業。1991年，同大学院博士課程修了，医学博士。
内科医・神経内科医として通算8年間の臨床経験の後，カリフォルニア大学医学部勤務。
「暮らしている人をみる」看護の視点を学ぶべきとの思いから，ニューヨーク州ペース
大学看護学部へ（96年卒）。米国・登録看護師免許取得。1997年，同大学院看護学修士
課程修了。米国・診療看護師（ナース・プラクティショナー）免許取得。
1998年，オハイオ州ケース・ウェスタン・リザーブ大学看護学部大学院博士課程修了，
看護学博士。同年に帰国し，1999年，看護師，保健師免許取得。2002年より名古屋大
学大学院医学系研究科 基礎・臨床看護学講座教授。2018年4月より現職。
著書に『フィジカルアセスメント ガイドブック 第2版』（医学書院），『フィジカルアセス
メント 第4版』（共著，医学書院），『訪問看護アセスメント・プロトコル 改訂版』（監修，
中央法規出版），翻訳書に『ベイツ診察法 第2版』『ベイツ診察法ポケットガイド 第3版』
（日本語版監修，メディカル・サイエンス・インターナショナル）など多数。

**呼吸音聴診ガイドブック─見る・聴くWeb付録付**

発　行　2018年 4 月 1 日　第 1 版第 1 刷ⓒ
　　　　2022年11月 1 日　第 1 版第 5 刷
著　者　山内豊明
発行者　株式会社　医学書院
　　　　代表取締役　金原　俊
　　　　〒113-8719　東京都文京区本郷 1-28-23
　　　　電話　03-3817-5600（社内案内）
印刷・製本　アイワード

本書の複製権・翻訳権・上映権・譲渡権・貸与権・公衆送信権（送信可能化権
を含む）は株式会社医学書院が保有します.

ISBN978-4-260-03159-2

本書を無断で複製する行為（複写，スキャン，デジタルデータ化など）は，「私
的使用のための複製」など著作権法上の限られた例外を除き禁じられています.
大学，病院，診療所，企業などにおいて，業務上使用する目的（診療，研究活
動を含む）で上記の行為を行うことは，その使用範囲が内部的であっても，私的
使用には該当せず，違法です. また私的使用に該当する場合であっても，代行
業者等の第三者に依頼して上記の行為を行うことは違法となります.

[JCOPY] 〈出版者著作権管理機構 委託出版物〉
本書の無断複製は著作権法上での例外を除き禁じられています.
複製される場合は，そのつど事前に，出版者著作権管理機構
（電話 03-5244-5088，FAX 03-5244-5089，info@jcopy.or.jp）の
許諾を得てください.

# はじめに

　交差点にある交通信号は，何色で，それぞれ何色と言いますか？

　３色で，赤・黄・青，これは全国どこでも同じですね。みんなに共通すべき情報は地域によってその数や呼び名が違ったら困ります。

　交通信号は道路を使う場合に必要となる情報です。そして呼吸音は身体のケアに関わる際に不可欠な情報です。

　呼吸音の聴診とは，呼吸音という音情報を聴くことで身体の様子を判別することです。

　「判別」とは判じて別々に扱うことですから，情報源を白か黒のようにきっぱりと線引きをすることであり，グラデーションのように境界が曖昧なままにしておくのでは判別とはなりません。その後どのように振り分けるか，そのためにはどのように線引きをするかを先に定めておき，その場ではあらかじめ用意した受け皿への振り分け作業を行うこと，それが判別という行為です。

　「音」という材料はその場で扱うことはできても，材料自体を自分の中に残すことはできません。聴きたい音だけを頭の中に録音することは不可能です。音を判別材料にするためには，同時に鳴っている様々な音の中から聴くべき音を扱うために，それ以外の音を聞き流す必要があります。なぜならば，判別を担当する脳は１人１つしか持っておらず，並列処理は不可能だからです。

　これらのことから聴診技能の必要条件が明確になります。残せない「音」という材料を，どこに振り分けるかを，その場で即断即決する必要があるのです。そのためには，「振り分け先」を正しく知っていること，そのための「振り分け方とその線引き」を正しく運用できること，そしてその振り分け先に「正しい共通用語」を当てがうこと，となります。

　本書では，身体ケアに関わる際に，その場で間髪入れずに判断しなければならない呼吸音について，正しく振り分けをし，ケア行為に結び付けるために正しい共通用語を当てがうための方法を，この原理に基づいてステップ・バイ・ステップで習得できるように構成しています。

　呼吸音をどう分けて，それをどう線引きし，何と呼ぶかを明確にするということは，交通信号を，「赤っぽい色」「黄色っぽい色」「青（ないしは緑）っぽい色」の３つに分け，それぞれを「赤信号」「黄色信号」「青信号」と呼んで扱うのと同じ原理です。

　呼吸音の聴診は，道路で交通信号に戸惑うことなく安心して道路を通ることができるのと同じように，容易で確実な技能です。

　さあ，自信を持って呼吸音聴診に臨めるように進みましょう。

2018年2月

山内豊明

# 本書の構成＆使い方

### STEP 1 聴診の目的を確認する

目的なしに聴診器で呼吸音を聴いても，その結果をケアにつなげることはできません。
聴診の実際を学ぶ前に，呼吸音を聴く目的を確認しておきましょう。

### STEP 2 呼吸器系の働きを理解し，呼吸音の「カタログ」を整理する

呼吸音の聴診によって何がわかるのでしょうか。
聴診に必要な解剖生理の知識をここで簡単におさらいしておきましょう。
聴診器の使い方などの基本的な事柄と，呼吸音の分類についても解説します。

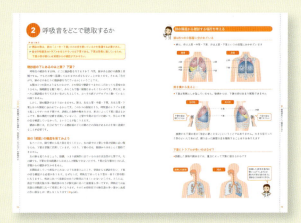

それぞれの呼吸音については次の STEP で詳しく学びます。ここでは呼吸音の分類の大枠が理解できれば大丈夫。Web 付録で実際の呼吸音を聴いて，次の STEP に進みましょう。

## Web付録

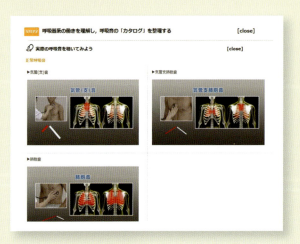

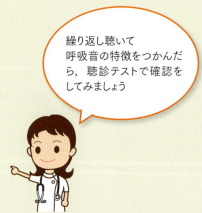

繰り返し聴いて呼吸音の特徴をつかんだら，聴診テストで確認をしてみましょう

## STEP 3 副雑音を聴き分け，患者さんの状態を推測する

5つの副雑音について，それぞれの音の特徴と音が生じるメカニズムを解説します。
呼吸音は，身体の中で何が起こっているかを教えてくれる大切なサインなのです。

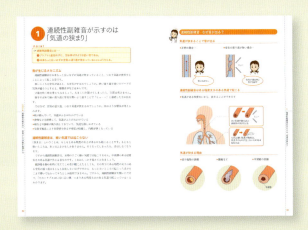

Web付録で5つの副雑音を聴き，音の特徴をしっかりと覚えましょう。

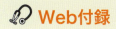
## Web付録

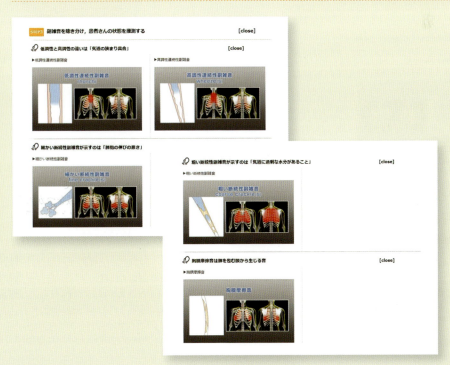

本書の構成＆使い方

### STEP 4 「呼吸音は正常」と言い切るための道筋を理解する

「呼吸音の聴診」を完成させるために，正常呼吸音について解説します。
正常呼吸音が聴取されたからといって「呼吸音は正常である」とは言えません。
副雑音がしないこと，正常呼吸音が本来するべき場所でしていること，これらがすべて確認できてはじめて，呼吸音の正常・異常の判断ができます。

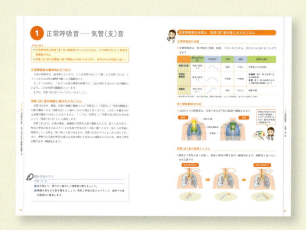

Web付録で3つの正常呼吸音を聴き，音の特徴をしっかりと覚えましょう。

## Web付録

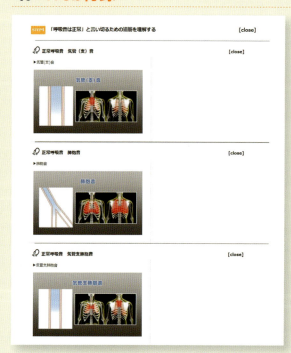

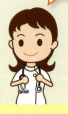

3つの正常呼吸音は，その音が「どこ」で聴取されるかも大切なポイントです。聴診テストで，音と聴取部位についての理解を深めましょう

**Web付録はこちらから！**
下記のURLまたは
QRコードのサイトにアクセスし，
巻頭に掲載されたIDとPASSを
入力してください。
http://www.igaku-shoin.co.jp/prd/03159/

『呼吸音聴診ガイドブック 見る・聴くWeb付録付』
# 目次

はじめに —— iii
本書の構成＆使い方 —— iv

## STEP 1 聴診の目的を確認する

**①** 呼吸音の聴診をする目的 —— 2
**②** 聴診をケアにつなげるために —— 4
**③** 呼吸音のアセスメントが大切な理由 —— 6

## STEP 2 呼吸器系の働きを理解し, 呼吸音の「カタログ」を整理する

**①** 呼吸器系の働きと, 呼吸音の聴診によってわかること —— 10
**②** 呼吸音をどこで聴取するか —— 12
**③** 聴診の基本 —— 14
**④** 聴診器の使い方 —— 16
**⑤** 正常呼吸音と副雑音の分類 —— 18
**⑥** 実際の呼吸音を聴いてみよう —— 20

復習テスト —— 22
聴診テスト —— 24
解答・解説 —— 26

目次

## STEP 3 副雑音を聴き分け，患者さんの状態を推測する

① 連続性副雑音が示すのは「気道の狭まり」── 32

② 低調性と高調性の違いは「気道の狭まり具合」── 34

③ 連続性副雑音は「変化」に注意 ── 36

④ 細かい断続性副雑音が示すのは「肺胞の伸びの悪さ」── 38

⑤ 細かい断続性副雑音が聴取された場合の考え方 ── 40

⑥ 粗い断続性副雑音が示すのは「気道に過剰な水分があること」── 42

⑦ 粗い断続性副雑音が聴取された場合の考え方 ── 44

⑧ 胸膜摩擦音は肺を包む膜から生じる音 ── 46

⑨ 副雑音の判断の仕方 ── 48

⑩ 副雑音の重複 ── 50


復習テスト ── 52

聴診テスト ── 54

解答・解説 ── 56

## STEP 4 「呼吸音は正常」と言い切るための道筋を理解する

**1** 正常呼吸音 気管（支）音 —— 62

**2** 正常呼吸音 肺胞音 —— 64

**3** 正常呼吸音 気管支肺胞音 —— 66

**4** 「呼吸音は正常である」とはどういうことか —— 68

**5** 「呼吸音は正常」と言い切るために① 　副雑音と左右差 —— 70

**6** 「呼吸音は正常」と言い切るために② 　気管支呼吸音化 —— 72

復習テスト —— 74

聴診テスト —— 76

解答・解説 —— 78

### 聴診のためのコラム

**①** 呼吸に関連する解剖用語の整理 —— 8

**②** 肺の「どのあたりか」を正しく伝えるために —— 28

**③** 長期臥床していると換気効率が悪くなる理由 —— 58

**④** 人工呼吸器装着時の聴診 —— 59

**⑤** 胸部疾患と聴診所見 —— 80

索引 —— 83

ブックデザイン ⦿ 遠藤陽一（デザインワークショップジン）
イラスト ⦿ 櫻井ゆきのり

ix

**STEP**

**1**

聴診の目的を
確認する

# 呼吸音の聴診をする目的

**POINT**
☞ 聴診をする目的は，患者さんの身体の中で何が起こっているかを突き止めることである。
☞ 患者さんの身体の中で起きていることがわかれば，適切なケアを判断し，その後の患者さんの変化に気がつくこともできる。

### 呼吸音聴診に自信がありますか？

呼吸音のアセスメント，つまり聴診しそれを評価する技術は，とても重要なものです。では，あなたは日常の臨床で自信をもって呼吸音の聴診ができているでしょうか。
例えば以下のような場面では，どのような視点で呼吸音のアセスメントを進めますか？

- Aさん（75歳），1週間前に脳梗塞を発症し入院。
- 球麻痺症状があるが，食事は摂取できている。
- 今日は体温が37.7℃と，普段の体温よりも1℃以上高い。
- 時々咳き込みがみられる。

### 聴診をケアにつなげる

それでは，実際の呼吸音のアセスメントの例をみてみましょう。

看護師Bさんは，誤嚥の可能性を頭におきながら聴診を行いました。誤嚥をしていれば，呼気や吸気に「ヒューヒュー」という連続性副雑音や，「ブクブク」という粗い断続性副雑音が聴取されることがあると想定されます。
聴診器を当てたところ，気管支から右肺野にかけて，「ウーウー」と低めのいびきのような，低調性連続性副雑音が聴取されました。Bさんは，患者さんの状態と聴取された呼吸音，聴取部位を医師に報告するとともに，吸引を行いました。

Bさんは患者さんの身体の中の状態を予測し，聴診を行い，その結果をケアにつなげています。臨床で行う聴診としては，十分合格点でしょう。
低調性連続性副雑音という音の特徴が頭に入っていれば，「空気の通り道である気道の内腔が狭くなっている」ことがわかります。これが身体の中の状態を突き止める，ということです（内腔が狭くなってしまった原因が何かまでの判断はできません）。
さらに，その後，同じ部位に聴診器を当てた時の音の変化にも着目するとよいでしょう。音が前回と比較して高くなっていれば，内腔がさらに狭まってしまった可能性もあるからです。
このように，患者さんの身体の中で起きていることがわかれば，吸引をしたり医師に報告するなど必要な判断を行い，その後の患者さんの変化に気がつくこともできるのです。

## 呼吸音聴取に自信はある?

### 例えばこんな場面―どのように聴診をする?

- Aさん（75歳）。1週間前に脳梗塞を発症し入院しています

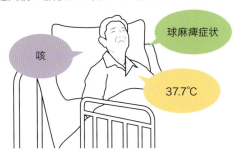

### 実際の聴診の進め方をみてみよう

- 聴取されうる音を予測しながら聴診を行い，聴診の結果をケアにつなげます

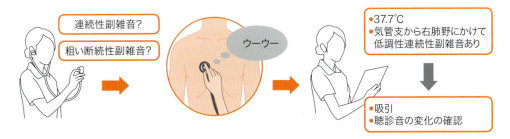

### 時間がない！ だからこそ効率的な聴診を

　看護師が聴診器を持ち歩くのは珍しいことではなくなりました。でも日常臨床で聴診器を使うのは，バイタルサインの確認時だけ，という人も少なくないのではないでしょうか。

　時間に追われ，聴診をするタイミングがなくても，「今なぜ聴診を行うのか」という目的を明確に持っていれば，効率的に聴診を行うことができます。

　例えば，人工呼吸器を装着している患者さんの片肺挿管や無気肺などを疑うならば，ここで必要な判断は換気の有無です。音の高さ・強さ・長さなどの観点による情報収集は不要ですから，換気に伴う音がしたか，しなかったかの結論を得れば十分です。一方，患者さんの状況から肺炎などを疑う場合は，肺炎に伴う所見の確認がゴールになりますから，炎症による水分貯留を示唆する粗い断続性副雑音の有無やその分布，さらには気道狭窄を併発していないかを判断するために連続性副雑音の有無やその程度を示唆する音調について意識して聴くべきでしょう。

　このように，ある程度状況や背景から疑えることがあれば，それを予測して臨むことで要領を得た聴診となります。

　ただし，だからといって聴診の目的を限定してしまったり，特定の疾患であると決めつけてしまわないように，自分自身を冷静に見つめる姿勢，不測の事態に対処するクリティカルシンキングも不可欠ですね。

# 聴診をケアにつなげるために

> **POINT**
> ☞ 聴診をケアにつなげるためには，音を聴いてケア計画を考えるまでの過程がある。
> ☞ その過程を飛ばして一足飛びにケア計画を考えたり，途中の過程に確信がもてないようであれば，聴診をケアに結びつける過程を1つずつ見直す必要がある。

## 聴診がケア計画に結びつくまで

呼吸音を聴いてケアに結びつけるまでの道筋を考えてみましょう。

患者さんの呼吸音を聴き，次に行うべきケアを判断するまでには，次の過程があります。

❶ 音を聴覚（感覚）で受け取ります。この際，あらかじめ頭の中には音のカタログ（➡p.18）が受け皿（レセプター）として用意されている必要があります
❷ 聴取された音はカタログの中のどの音に相当するのかを認識します
❸ 音の名称を正しく表記します
❹ 音を意味づけ（身体の中で起きていることを推測）し，次の対応を判断します
❺ ほかの情報（患者さんの状態，訴えなど）と照らし合わせます
❻ 具体的なケア計画を立てます

そもそも聴こえている音に対する受け皿が頭の中になければ❶❷で止まってしまい，そこから先に進むことができません。あるいは，正しく音の名称を判断できたとしても，その音が何を表しているのかという❹❺の意味づけ・判断ができなければ，❻のケア計画までたどり着くことはできないでしょう。

## 過程を飛ばして「いきなりゴール！」は危ない

一方で，呼吸音を聴取しただけで，（表記や意味づけ・判断の過程を飛ばして）いきなりケアに結びつけてしまう場合があります。これは経験を積んだベテランの看護師さんに比較的よくあるケースです。例えば，「ヒューッという音がしているから，吸引をした」という場合。これはおそらく主に経験によって，音の聴取からケア計画までが結びついているのでしょう。

導き出されたケアが適切であれば「結果オーライ」かもしれませんが，ケア計画に至るまでの過程を理屈で説明できず，非常に危うい対応といえます。

## 聴診をケアにつなげるために

初学者は呼吸音のカタログを正しく構築し，その意味づけについて正しい知識を積み，それらをケア計画に結びつけることが必要です。そうすることで，自分の思考過程を正しく他者に伝えられるようになります。

経験豊富だけれどもケア計画を立てるまでの道筋を明確に説明できない人は，自分の頭の中の思考過程を言語化し，他者に正しく伝えられるようにする必要があります。

## 聴診をケアに結びつけるためには？

### 聴診をケアに結びつけるまでの過程

- 音を聴いてケア計画を立てるまでの道筋をみていきましょう

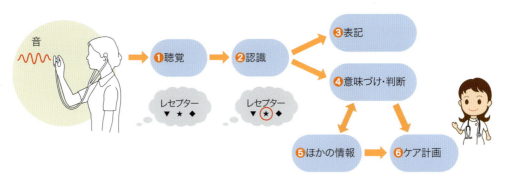

- 必要な道筋を飛ばしてしまうと・・・

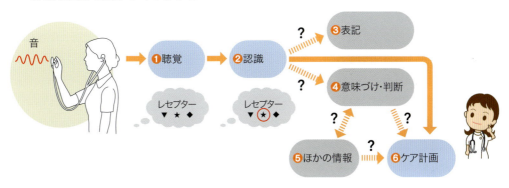

- 学生は・・・

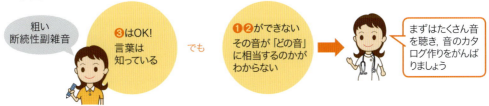

- 経験者は・・・

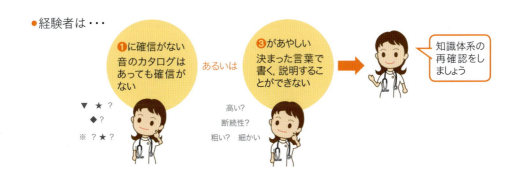

# 呼吸音のアセスメントが大切な理由

### POINT
☞ 呼吸は生命を維持する，つまり"生きている"ための機能であり，呼吸音の聴診は呼吸器系の働きを確認するために欠かせない技術である。
☞ 人為的に作れない音はシミュレーターなどを利用し，何度も聴いて覚える必要がある。

### 呼吸とは人が"生きている"ための機能

そもそも，なぜ呼吸音をアセスメントする必要があるのでしょうか。

呼吸とは，人が"生きている"，つまり生命維持を確保するために欠かせない機能です。人の身体は生きていくためにいろいろなものを必要としますが，中でも途切れて一番困るものは，酸素の供給です。食事は1食くらい食べなくても済みますが，呼吸は数分たりとも止められません。呼吸は生命維持に直結しているのです。

患者さんの呼吸に異常がみられたら，本を調べたり，ゆっくり考えたりする時間はありません。自分で呼吸音を聴き，判断しなければならないのです。呼吸音の聴診は，看護師が身につけておくべき大切な技術であるといえるでしょう。

### "生きていく"機能と"生きている"機能

「入浴したい」「外出したい」といった，患者さんが人間らしく"生きていく"ための生活を支えることは看護の大切な役割ですが，そのためにはまず生命が維持されていること，つまり"生きている"ことが前提となります。

医療者である私たちは，患者さんの生活をみるとともに，生命維持に関わる部分をアセスメントすることも必要です。呼吸音の聴診は，そのための大切な技術の1つなのです。

### 呼吸音は意志の力で調整できない

呼吸をはじめとした生命維持に関わる身体機能の特徴として，意志によって調整することができない点があげられます。私たちは，自分の意志で自分の身体を「右側の無気肺」の状態にしたり，「肺梗塞」にしたりすることはできません。これは，できたら危険だからです（息をこらえるという一過性の作用は例外ですが，限定的です）。

また，呼吸は私たちが意識しなくても行われています。「テレビに夢中で呼吸することを忘れていた」ということは，まずないでしょう。

呼吸音が意志の力で調整できないということは，私たちが聴診で聴いた音は，人為的なものではなく，患者さんの身体の情報そのものということです。一方で，自分の意志で異常な呼吸音を身体の中で作ることはできないため，異常呼吸音を聴くためには，実際の患者さんの呼吸音を聴いたり，シミュレーターを利用したりすることが必要です。

本書では，正常呼吸音だけでなく，異常呼吸音も何度も聴くことができます。何度も繰り返し聴くことで，それぞれの異常呼吸音の特徴をしっかりと頭に入れておきましょう。

## 呼吸音のアセスメントはなぜ必要なの？

### 生活機能の階層

- 生活機能は"生きている"層と"生きていく"層に分けることができる（生活機能の階層モデル）

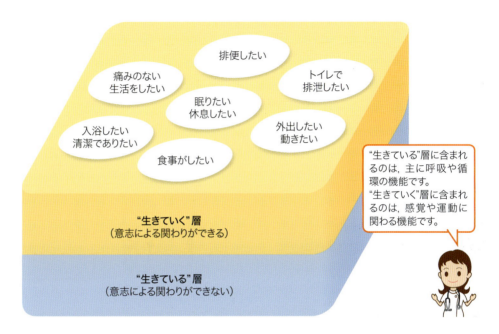

〔山内豊明（監修），岡本茂雄（編集）：生命・生活の両面から捉える訪問看護アセスメント・プロトコル 改訂版．p.54，中央法規出版，2015．より引用，一部改変〕

### 聴診は即断即決，責任を持って！

聴診を行うには，前提となる条件があります。

まず，その場で即断即決ができること。人間は，聴いた音を頭の中に録音することはできません。素材としての音をそのまま保持することはできないのです。その音をほかの人に伝えるためには「このような音だった」という記号（言語）に置き換えるしかありません。その場で聴取した音の性質や特徴を見きわめ，定められた言葉に置き換える力が求められます。

そして，聴診の評価については，自分1人で全責任を持って結論を出すこと。聴診器は，基本的に「1人用」です。「ちょっと聴いてみて」と，そこに聴診器を当てて交互に聴くことはできても，そこで鳴っている音を「同時に2人で聴く」のは難しいものです。聴診は，音を聴いている人が自分1人で結論を出すしかないのです。

この前提条件がクリアできなければ，「聴診をした」とは言えません。自信を持って「自分は聴診ができている」と言えるように，呼吸音の分類をしっかりと頭に入れ，「その場で」「自分で」判断できる力をつけましょう。

聴診のためのコラム

# 1 呼吸に関連する解剖用語の整理

呼吸に関連する解剖用語を簡単に復習しておきましょう。
「肺門部」「肺尖部」「肺底部」「肺野末梢」の場所を，下の図に示すことができますか？

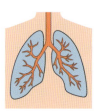

## 肺門部

気管が肺に入る入口付近を指します。

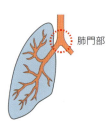
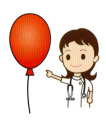

肺を風船とすると，肺門部は空気を入れる口のあたりです

## 肺尖部，肺底部

立位をとった時の上側が「肺尖部」，下側が「肺底部」です。

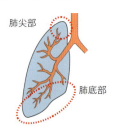
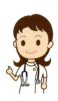

「肺尖部」は肺の"尖った"部分です。心臓の「心尖部」は（立位の時の）心臓の下方ですが，「肺尖部」は肺の上方なんですね

## 肺野末梢

気管から枝分かれした細気管支の末梢部分です。

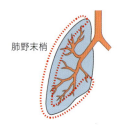

「肺野末梢」は，肺の下方（肺底部）だけと勘違いしやすいのですが，気管支の末梢部分全体を指します。なお「肺野」は，肺全体を広く示す言葉です

## STEP 2

# 呼吸器系の働きを理解し，
# 呼吸音の「カタログ」を
# 整理する

# 1 呼吸器系の働きと，呼吸音の聴診によってわかること

## POINT

☞ 呼吸器系のフィジカルアセスメントでわかるのは，「換気」の状態だけである。

☞ 「換気」の状態をダイレクトに評価できるのが呼吸音の聴診であり，呼吸音の評価の精度を高めることで呼吸器系のアセスメントの有効性が向上する。

## 呼吸器系のフィジカルアセスメントでわかるのは「換気」だけ

一口に呼吸器系といっても，その機能は様々です。呼吸器系の機能は，大きく分けて次の3つから成り立っています。

❶ 換気：空気を吸い込み肺胞まで酸素を届ける

❷ 肺胞でのガス交換：酸素と二酸化炭素の入れ替えをする

❸ 肺内での血液循環：交換したガスを運び去る

この中で，特殊な機器などを用いずに私たち自身の五感（見る，聴く，触れる，嗅ぐ，味をみる）を持って把握することができるのは，1つめの「換気」だけです。

❷の「肺胞でのガス交換」は胸郭の中の微細な構造物である肺胞でなされていて，そもそも身体の外から肉眼で見えるものではありません。ガス交換自体は無音でなされていますし，触覚や嗅覚や味覚では当然わかりません。つまり五感では把握しえない現象です。

❸の「肺内での血液循環」も同様に肉眼では見えず，触覚でも確認できません。嗅覚や味覚による情報にもなりません。また，そもそも血流が順調である場合は音を生じません。

つまり，呼吸音の聴診を含めた「呼吸のフィジカルアセスメント」は，「換気」のみをアセスメントしているのです。

## 呼吸音の聴診は，「換気」の状態をダイレクトに評価できる

呼吸に関するフィジカルイグザミネーション（身体診察手技）は，呼吸音の聴診以外にもあります。しかし，視診によって胸郭の拡張性を確認する，打診によって横隔膜の動きを確認するなど，いずれもその評価目的は「換気」の状態をみることです。

呼吸音の聴診は，異常な呼吸音がないかを確認したり，呼吸数を数えたりすることによって換気の状態をダイレクトに評価するものです。ですから呼吸に関するフィジカルアセスメントのほとんどは，聴診でカバーすることができるのです。

手間や時間をかけて様々な呼吸に関するフィジカルイグザミネーションを横並びに行っても，その意義としては呼吸音の聴診を越えるものはありません。あれこれと手を広げるよりも，むしろ呼吸音評価の精度を高めるほうが，実践的にも呼吸器のアセスメントの有効性を向上させることになるのです。

# 呼吸器系の機能と，評価の方法

## 呼吸器系の機能

- **換気**：空気を吸い込み肺胞まで酸素を届けます

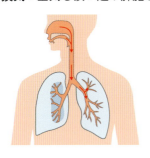

**評価する方法**

呼吸音の聴診，胸郭の拡張性の視診，横隔膜の動きをみるための打診

- **肺胞でのガス交換**：酸素と二酸化炭素の入れ替えをします

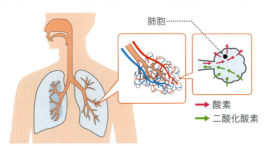

→ 酸素
→ 二酸化酸素

**評価する方法**

アイソトープを含んだゼノンガスを吸い，それがどのくらい吸い込まれているかを調べる検査がありますが，ガス交換だけを評価するという場面はあまりありません

- **肺内での血液循環**：交換したガスを運び去ります

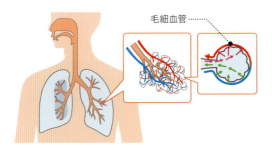

**評価する方法**

肺血流シンチグラフィー

## 呼吸の回数を数える

　患者さんの意識レベルが下がっている時など，呼吸数を正確に把握する必要がある場面では頸部（喉元）に聴診器を当てて呼吸の回数を数えます。そこまで緊急性が高くない時は，呼吸に伴う胸の動きを見て，呼吸数を数えます。その際，呼吸数をみていることを患者さんに意識されないよう，言葉をかけたり脈を測っているようにみせながら数えるとよいでしょう。

　正常の呼吸数は，1分間に12～20回程度です。本来は1分間，少なくとも30秒間，リズムが乱れていなければ（ぎりぎりゆずって）15秒間の呼吸数を数えます。

# 2 呼吸音をどこで聴取するか

## POINT

☞ 聴診の際は，肺の「上・中・下葉」のどの音を聴いているかを意識する必要がある。

☞ 最も呼吸器系のトラブルを生じやすいのは下葉である。下葉は背側に面しているため，下葉の音を聴くには背側からの聴診が欠かせない。

### 聴診器の下にあるのは上葉？ 下葉？

呼吸音の聴診をする時，どこに聴診器を当てますか？ 当然，肺がある部位の腹側と背側ですね。でもその時に意識しておかなければならないことがあります。それは，「自分が今，肺のどのあたりに聴診器を当てているか」ということです。

お腹は1つの袋のようなものなので，どの部位で聴診すべきかにこだわっても意味はありません。腸蠕動音を聴く時に，あちこちで聴く根拠はまったくないのです。例えば，おへそに聴診器を当てて大きい音がしたとしても，おへその直下がグルグルと動いているとは限りません。

しかし，肺の聴診ではそうはいきません。肺は，右は上葉・中葉・下葉，左は上葉・下葉と5つの部屋に分かれているからです。この5つの部屋のうち，呼吸器のトラブルを最も起こしやすいのは下葉です。誤嚥した食物や胸水などは，重力によって下葉に溜まるからです。肺の構造や位置を意識していないと，上葉や中葉の音だけを聴いて，肝心の下葉の音を確認していなかった，ということが起こりえます。

聴診の際には，自分が当てている聴診器の下には肺のどの部屋があるのかを常に意識することが必要です。

### 肺の「部屋」の構造を見てみよう

右ページの，肺を横から見た図を見てください。右の肺では上葉と中葉が前胸に近い側を占め，下葉は背側に位置しています。つまり，下葉の音は，腹側からはほとんど聴取できません。

左の肺も見てみましょう。腹側，つまり前胸部に出ているのはほぼ全部が上葉です。左の肺でも，下葉の音は腹側からはほとんど聴取できないのです。下葉の音を聴きたければ，背側からの聴診が欠かせません。

長期臥床していて座位がとれないような患者さんにこそ，背側からも聴診を行い，下葉の音を確認する必要があります。なぜならば，仰臥位であっても下葉は一番下（背中側）になりますし，座位に比べて仰臥位のほうが換気はうまくいかないからです。さらには，座位では換気量の多い肺底部のほうが肺尖部に比べて血流量も多いですが，仰臥位では血流量は前胸部に比べて背部に多くなります。そのため仰臥位では換気量の多い部分と血流量の多い部分とが一致しなくなります（➡ p.58）。

## 肺の構造から聴診する場所を考える

### 肺は5つの小部屋に分かれている

- 肺は，右は上葉・中葉・下葉，左は上葉・下葉という小部屋に分かれています

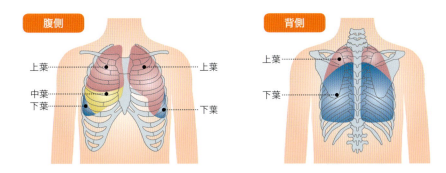

### 肺を横から見ると…

- 下葉は背側にしか面していません。腹側からは，下葉の音はあまり聴取できません

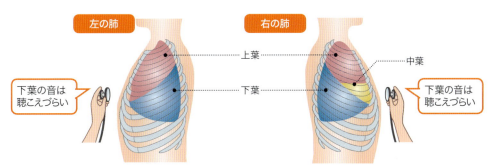

腹側から下葉の音が「完全に聴こえない」ということではありません。大きな音だったり耳のよい人であれば，隣り合った肺葉の音を聴取することは十分ありえます

### 下葉にトラブルが多いのはなぜ？

- 誤嚥した食物や胸水などは，重力によって下葉に溜まるからです

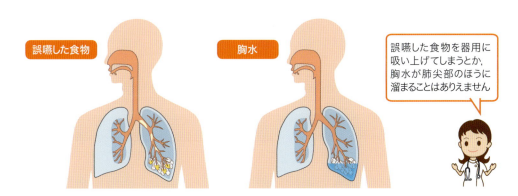

# 3 聴診の基本

> **POINT**
> ☞ 呼吸音聴取の原則として，「静かな環境で聴くこと」「聴診器のチェストピースは膜型を用いること」などがあげられる。それぞれの原則には，呼吸音の特徴に基づいた理由がある。

## 呼吸音聴取の原則

呼吸音を聴取する際の原則を確認しておきましょう。

1. まわりが静かな環境で行う
2. 聴診器のチェストピースは膜型を用いる
3. 左右交互に，対称的に聴取する
4. 最低でも1か所で1呼吸以上は聴取する
5. 患者さんには口を軽く開け，やや大きめな呼吸を繰り返してもらう
6. 腹側だけでなく，背側も聴取する

## まわりが静かな環境で

呼吸音自体の音量はとても小さなものです。特に正常の呼吸音は，空気が出入りする時に余計な摩擦音が生じず静かなため，周囲が騒がしいと音が聴き取りづらくなります。

## 聴診器は膜型で

低い音を聴取するにはベル型を用いますが，呼吸音は音域としては全体的に高いため，膜型で十分聴取できます（→p.16）。

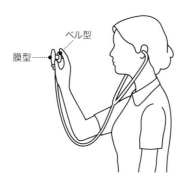

## 左右交互に聴診する

左右対称に，両肺の同じ位置の呼吸音を比較しながら聴きます。これは音の左右差をみるためです。人間の身体をみる際に，「左右差」はあらゆる場面で重要なスタンスです。他人同士を比べて違いが出ることはたくさんありますが，一個人の身体において左と右が極端に違う場合は「何かある」と考えたほうがよいでしょう。

人間の頭には録音機能がないので、先に右側の音だけをまとめて聴いて、後で左側を聴いて左右の音を比べることはできません。右を聴いたら左、左を聴いたら右と、行ったり来たりするしかないのです。

ただし、左右差を聴き分ける必要がない場合には、左右交互に聴くことに必ずしもこだわる必要はありません。

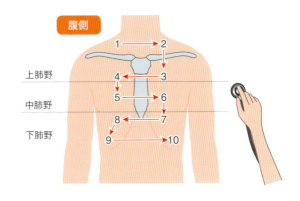

例えば体位変換の前後で背部の呼吸音を聴取する場合は、体位変換前に聴取しやすい側の呼吸音を聴き、体位変換後に反対側の呼吸音を聴取してもかまいません。

聴診器を当てる位置や順番も、決められたルールがあるわけではありません。本によって、腹側で8か所だったり、10か所だったりしますが、要は目的に応じた聴き方をすればよいのです。ざっと肺野の音を確認する場合には、上・中・下肺野（➡p.28）の音をすべて聴診できていればOKです。

### 1か所1呼吸以上

呼吸音は、吸う時（吸気）と吐く時（呼気）の両方を評価してはじめて正常か否かを判断できます。また、異常な音があったとしても、吸気だけ、あるいは呼気だけに、さらにそのほんの一時的にしか認められないことも少なくありません。1呼吸のサイクルを完全に聴き終えてから、次の部位に聴診器を移動させましょう。

### 口を開けて大きめの呼吸を

患者さんが口をすぼめていたりすると、そこで発生するヒューという音も、胸壁での聴診では聴取されます。聴診では聴診器の真下の音だけを選り抜いて聴き取ることは困難ですから、口から肺胞までの「気道」というパイプのどこかで発生した音はすべて拾ってしまうのです。口すぼめ呼吸*をしている患者さんなどでは特に、軽く口を開けてもらったほうがよいでしょう。

### 背側からも聴取する

呼吸器のトラブルは、肺の下葉で起こることがほとんどです（➡p.12）。下葉の音は、肺の構造上、背側からが最もよく聴取できます。また背側からの聴診では心音が比較的聴こえにくく、呼吸音の聴取に集中しやすいという利点もあります。

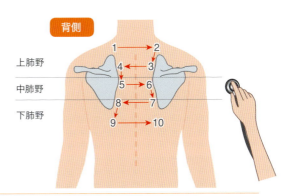

＊呼気時に口をすぼめてゆっくりと息を吐く呼吸の仕方。慢性閉塞性肺疾患（COPD）、特に肺気腫のように呼気時の気道閉塞を特徴とする疾患の患者さんにみられる。口をすぼめて息を吐き出しにくくすることで気道が閉塞しないよう無意識にする呼吸。

# 4 聴診器の使い方

## POINT

☞ 聴診器の使い方は，聴診の基本中の基本。

☞ 聴診器のチェストピースには膜型とベル型があり，聴取する音によって使い分ける。

☞ 聴診器のイヤーピースは後ろから前に向けて差し込む。

### ベル型と膜型の使い分け

聴診は聴診器を用いて行います。聴診器の使い方を確認しておきましょう。

患者さんの身体に当てる側をチェストピース，検者の耳に入れる側をイヤーピースといいます。聴診器にはいろいろなタイプがありますが，基本的にはチェストピースには膜型とベル型の2つの面があります。

膜が張ってある側が膜型，お椀のように中央が凹になっているのがベル型です。聴診では，この両面を切り替えるか，面が1つの場合は押しつけ方によって調節します。

膜型はベル型に比べて扱いが容易ですが，低い音をカットしてしまうという特徴があります。ベル型は扱うのに慣れが必要ですが，正しく使用すれば高い音も低い音も聴取することができます。

呼吸音や腸の蠕動音などは全体的に高い音であるため，ほぼ膜型だけで聴取できます。しかし心音を聴く時には，ベル型も使う必要があります。心不全が起きていると，正常では聴取されない低い音が生じる可能性があるからです。

### イヤーピースの向きにも注意を

検者の耳に入れるイヤーピースは，必要な音を聴取するだけでなく，周囲の音をカットする，いわば耳栓の役割を担ってます。イヤーピースを間違った方向に入れてしまうと，この耳栓の役割が果たせなくなります。

イヤーピースは耳の穴の向き（鼻の付け根のほうに向かう方向）に沿って前（鼻）に向かって入れると深く挿入できます。それにより本来の目的である「余計な音を耳に入れない」という働きをさせるのです。

### そのほか，気をつけたいこと

患者さんに当てる側のチェストピースと患者さんの間には，できるだけ余計なものを挟まないほうがよいでしょう。下着が挟まれば音が吸われてしまったり，何枚か着ていれば服が擦れる音が加わったりしてしまいます。

聴診器を直接患者さんの肌に当てる時には，チェストピースを手で少し温めておくなどの配慮も必要です。冷たい聴診器をいきなり胸に当てられたら，びっくりしてしまいます。

## 聴診器を正しく使いこなそう！

### 聴診器の基本構造

- 耳に入れるのがイヤーピース，患者さんの身体に当てるのがチェストピース（膜型・ベル型）です

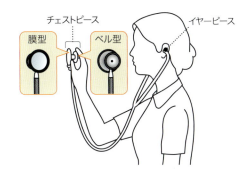

### 膜型とベル型の使い分け

- 膜型とベル型には，それぞれメリットとデメリットがあります

| チェストピースの型 | メリット | デメリット | 使用する主な場面 |
|---|---|---|---|
| 膜型 | ・膜の一部がふるえれば音が聴取できる<br>・強く押しつけても機能するので扱いやすい | ・低い音をカットしてしまう | ・呼吸音の聴診<br>・血圧測定（コロトコフ音の確認）＊<br>・腸蠕動音の聴診<br>・心音の聴診（Ⅰ音やⅡ音の聴取） |
| ベル型 | ・高い音も低い音も，よく聴取できる | ・少しでも皮膚との間に隙間ができると，まわりの音が入ってしまう<br>・強く押しつけると皮膚が膜を張ったようになり，膜型と同様に低い音をカットしてしまう | ・心音の聴診（Ⅲ音やⅣ音の聴取）<br>・血管雑音の聴診 |

### イヤーピースの向きに注意！

- 「あれ？ 聴こえない…」そんな時はイヤーピースを逆に入れていませんか？

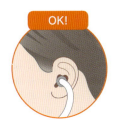
OK!

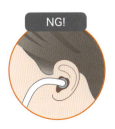
NG!

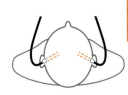

イヤーピースは鼻に向かう方向に入れるのが正解です

＊コロトコフ音は音の性質自体に関してはベル型のほうが聴取に適しているが，ベル型か膜型かで血圧の測定値に有意差はないため，扱いやすい膜型を使用するのが一般的となっている。

# 5 正常呼吸音と副雑音の分類

## POINT

☞ 聴診をするためには，聴取されうる正常呼吸音と副雑音とその表現を「音のカタログ」として頭に入れておく必要がある。

☞ 副雑音とは，正常呼吸音に付加される異常な音である。

## 「音のカタログ」を持つ

聴診とは，音を聴いてアセスメント（評価）することです。聴こえた音に対して適切な意味づけ，判断をするから，聴診には「診」の字がつくのです。

適切な意味づけ・判断をするためには，「聴取された音がどういった原因で生じるか」と「それに対してどういう名前がついているのか」が正しくつながらなければなりません。そのためには，聴取されうる正常呼吸音・副雑音とその表現を，すべて一覧にして覚えておく必要があります。いわば「音のカタログ」をしっかり頭に入れておくのです。

## 副雑音とは何か

呼吸器の病変がある時，正常な呼吸音に付加されて聴こえる音を副雑音といいます[*]。

副雑音は正常な呼吸音に付加される音であって，正常呼吸音に置き換わる音ではありません。副雑音は音量も大きく，音の性質も（チリチリ，ブクブクといったように）派手です。ですから副雑音が聴取されるタイミングでは，本来の正常呼吸音も生じていますが音量が小さいため副雑音にかき消され，ほとんど聴き取れません。しかし，副雑音が聴取されないタイミングでは，ベースの正常呼吸音が聴取されます。

## 呼吸音の分類

副雑音については，なかなか音の標準化ができていません。本によっても分類が異なるので，混乱している人も多いのではないでしょうか。

臨床では「ヒュー音」「グー音」などの定義が明確でない言葉も使われていますし，肺部で聴取された異常な音はすべて「肺雑」と記録している場合もあります。どこまでが一緒で，どこが違うのか，人によって線の引き方が違い，とても曖昧なのです。

呼吸音の名称は，1985年に国際的に標準化がされました。現在，実質的な呼吸音の分類としては，米国胸部学会によるATS分類，あるいは三上分類が使われています。

正常呼吸音は3つ，異常な音（副雑音）は5つに分けられます。副雑音は，肺性の（＝肺自体がその音の原因になっている）音と，非肺性の（＝肺由来ではない）音に分けられます。

呼吸音の名称としては，これですべてです。これらが正しく区別できたら，呼吸音については間違いなく共通した言葉でほかの人とやりとりができるはずです。

---

[*]本書では，呼吸音の減弱・消失などの「呼吸音の異常」との混乱を避けるため，「異常呼吸音」ではなく「副雑音」という言葉を用いている。

## 「音のカタログ」を整理しよう

### 副雑音とは？

- 正常な音に加えて聴取される音です。正常な音が副雑音に置き換わるのではありません

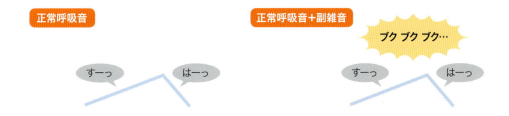

### 呼吸音の分類

- ATS分類と三上分類は，基本的には同じです。本書ではこの2つの分類をもとに，下記の分類に沿って解説をします

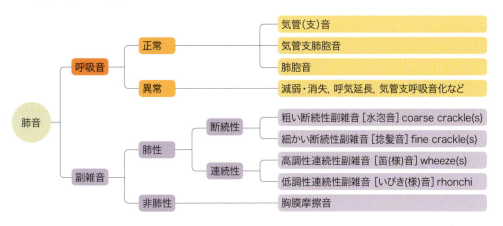

### できれば英語の名称も覚えておこう

　病院では，副雑音は"fine crackle（ファイン・クラックル）"などの英語のほうがなじみがあるかもしれません。医師の記録では，呼吸音の名称も英語で書かれていることがほとんどです。
　英語圏では，呼吸音は複数形とするのが普通です。呼吸音は1回だけということはありえないからでしょう。しかし，日本では単数・複数の区別が曖昧なので，副雑音に"s"をつけたりつけなかったりと，入り混じって使われています。なお，高調性連続性副雑音"wheeze（ウィーズ）"の複数形は"wheezes（ウィージーズ）"ですが，日本では"wheezes"を使うことはまずありません。また，低調性連続性副雑音の"rhonchi（ロンカイ）"は複数形，"rhonchus（ロンクス）は単数形で，こちらは複数形の"rhonchi"を使うことが多いようです。

# 実際の呼吸音を聴いてみよう

**POINT**
- 呼吸音の種類は，正常呼吸音3つと，副雑音5つだけである。
- 実際に音を聴いて，それぞれの音の特徴を確認してみよう。
- それぞれの音を区別できるようになろう。

それでは，前項で説明した「呼吸音の分類」に沿って音を聴いてみましょう。
正常呼吸音では，吸気と呼気の長さの割合，吸気・呼気の間の途切れ，副雑音では異常な音が聴こえるタイミングや，音の性質に注意して聴いてみてください。これらの音が聴取される部位や音の特徴については，後述のSTEP 3，4で詳しく解説していきます。

## 正常呼吸音

### ▶気管（支）音　🎧 聴いてみよう！

吸気と呼気の長さは，1：2の割合で呼気のほうが長く聴こえます。音調は高めで，大きな音です。吸気と呼気の間で，一瞬音が途切れるのが聴き取れます。

### ▶気管支肺胞音　🎧 聴いてみよう！

吸気と呼気の長さは，1：1でほぼ同じです。音調や大きさは中程度です。

### ▶肺胞音　🎧 聴いてみよう！

吸気と呼気の長さは，2.5：1の割合で吸気のほうが長く聴こえます。音調は低めで，やわらかく小さな音です。吸気と呼気の間の音の途切れは，ほとんど聴き取ることができません。

## 副雑音（肺性）

### ▶低調性連続性副雑音　🎧 聴いてみよう！

低めの"いびき"のような連続した音です。吸気にも呼気にも生じることがあります。

### ▶高調性連続性副雑音　🎧 聴いてみよう！

笛の音のような「ヒューヒュー」という高い音です。吸気にも呼気にも生じることがあります。

### ▶細かい断続性副雑音　🎧 聴いてみよう！

「チリチリ」「パリパリ」という細かい破裂音です。吸気の半ばから終わりくらいのタイミングで聴取されます。

▶粗い断続性副雑音　聴いてみよう！

水の中にストローで空気を吹き込んだ時に生じる,「ブクブク」という大粒の泡が立つような音です。吸気時,呼気時を通して聴取されます。

## 副雑音（非肺性）

▶胸膜摩擦音　聴いてみよう！

「ギュッギュッ」とこすれ合うような音です。吸気にも呼気にも生じることがあります。

## 呼吸音の分類とアセスメントの考え方

本書では，p.18に示した呼吸音の分類に沿って，STEP 3で副雑音を，STEP 4で正常呼吸音を解説します。

異常な呼吸音である副雑音を先に解説するのには，理由があります。呼吸音のアセスメントの考え方は，副雑音を先に学んだほうが理解しやすいからです。さらに呼吸音の聴診は,「正常な音がするか」という観点よりも,「異常な音がしないか」という観点で進めます。「この音がすれば正常」という判断ではなく，考えられるすべての「呼吸音の異常」を除外していき，最終的に「呼吸音は正常である」と結論づけます。これはいわゆる「除外診断」の考え方で，臨床推論の基本となります（→p.68）。

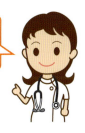

付録の呼吸音を聴取する時には，イヤホンを使ってください

### 呼吸音の名称に「個性」はいらない

呼吸音が様々な名称で表現された記録を見たことがあります。「ヒューヒュー音」「バリバリ音」「ゼイゼイ音」…。これでは記録を読んだ人が，同じ情報を共有することはできません。

正常でない呼吸音が聴取された場合，私たちがすべきことは患者さんに応じた呼吸音の名称を作ることではありません。その音が5種類の副雑音のどれに当たる音なのか，判断することです。

信号は日本中どこに行っても「青」は進め,「赤」は止まれ，です。それらの信号の色について「エメラルドグリーン」や「コーラルレッド」など，表現の工夫をする必要はありません。信号と同様，呼吸音の名称にも表現の工夫や個性はいらないのです。

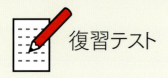 復習テスト

1. 呼吸のフィジカルアセスメントにおいて五感で捉えられるものはどれでしょうか。下記から1つ選びなさい。

    (1) 肺胞でのガス交換
    (2) 肺内での血液循環
    (3) 組織でのガス交換
    (4) 換気の状態

2. 肺の構造について正しく説明した文章はどれでしょうか。下記から1つ選びなさい。

    (1) 右肺の下葉は，背側にはほとんど面していない
    (2) 右肺・左肺ともに，下葉は腹側にはほとんど面していない
    (3) 右肺・左肺ともに，肺は上葉・中葉・下葉に分かれている
    (4) 右肺・左肺ともに，上葉は腹側にしか面していない

3. 下葉にトラブルが多いのはなぜでしょうか。正しいものを下記から1つ選びなさい。

    (1) 下葉は上葉や中葉に比べて体積が小さいため
    (2) 誤嚥した食物や胸水などは下葉に溜まりやすいから
    (3) 下葉には肺胞の数が少ないから
    (4) 上葉・中葉と比べ，呼吸に伴う動きが小さいため

4. 聴診器のベル型による聴診が最も適しているのは，下記のどの場面でしょうか。

    (1) 腹部大動脈や腎動脈など，血管雑音の聴診
    (2) 腸蠕動音の聴診
    (3) 呼吸音の聴診で，低調性連続性副雑音が聴取された時
    (4) 呼吸音の聴診で，左右差を確認する必要がある時

5. 副雑音についての正しい説明はどれでしょうか。下記から1つ選びなさい。

    (1) 正常呼吸音の音調やリズムが大きく変化した音
    (2) 正常呼吸音に付加される異常な呼吸音
    (3) 本来その部位では聴こえないはずの音
    (4) 喉元近くで聴取されるはずの音が，肺野全体で聴取された時の音

解答・解説はp.26

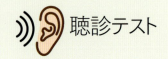# 聴診テスト

> イヤホンを使用して呼吸音を聴いてください。
> 聴取された音について下記の問題に答えなさい。

1. 呼吸音を聴取し，その音が正常呼吸音か，副雑音かを答えなさい。
   - (1) 正常呼吸音
   - (2) 副雑音

2. 呼吸音を聴取し，その音が正常呼吸音か，副雑音かを答えなさい。
   - (1) 正常呼吸音
   - (2) 副雑音

3. 呼吸音を聴取し，その音が正常呼吸音か，副雑音かを答えなさい。
   - (1) 正常呼吸音
   - (2) 副雑音

4. 呼吸音を聴取し，その音が正常呼吸音か，副雑音かを答えなさい。
   - (1) 正常呼吸音
   - (2) 副雑音

5. 呼吸音を聴取し，その音が正常呼吸音か，副雑音かを答えなさい。
   - (1) 正常呼吸音
   - (2) 副雑音

解答・解説はp.27

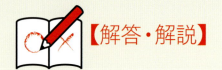

# 【解答・解説】

## 復習テスト

**1** **(4) 換気の状態**

換気以外は，その状況把握をするために特殊な検査などを必要とし，五感で把握することはできないものです。

**2** **(2) 右肺・左肺ともに，下葉は腹側にはほとんど面していない**

下葉はほとんどが背側に面しています。肺の上葉・中葉・下葉の位置については，図を見て確認しておきましょう（→p.13）。

**3** **(2) 誤嚥した食物や胸水などは下葉に溜まりやすいから**

誤嚥した食物や胸水は重力によって下に溜まるため，誤嚥性肺炎などは下葉に生じることが多いのです。

**4** **(1) 腹部大動脈や腎動脈など，血管雑音の聴診**

血管雑音は低調性なのでベル型での聴診が適しています。呼吸音の場合は，低調性の音でも膜型で聴取できる範囲の音調です。

**5** **(2) 正常呼吸音に付加される異常な呼吸音**

副雑音は正常呼吸音が変化した音ではなく，正常呼吸音に付加された音です。そもそも「副」は「そえる」という意味です。二次性音とも呼ばれ，英語では"adventitious sounds（付加的な音）"と表現されます。

## 聴診テスト

**1** | **(1) 正常呼吸音**

正常時に喉元で聴取される音，気管（支）音です。吸気よりも呼気のほうが長く，吸気と呼気の間で一瞬音が途切れます。

**2** | **(2) 副雑音**

粗い断続性副雑音です。「ブクブク」という大粒の泡が立つような音です。

**3** | **(2) 副雑音**

細かい断続性副雑音です。「チリチリ」「パリパリ」と，耳元で髪の毛をねじるような音です。

**4** | **(1) 正常呼吸音**

正常時に肺野の末梢で聴取される音，肺胞音です。吸気と呼気の間もほとんど音が途切れません。

**5** | **(2) 副雑音**

低調性連続性副雑音です。「いびきのような音」と表現されます。

解答・解説

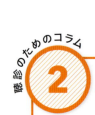

# 肺の「どのあたりか」を正しく伝えるために

聴診のためのコラム 2

　肺は胸部の大部分を占める大きな臓器です。聴診を行って「このあたりで，〇〇音が聴取された」と説明する時には，「上のほう」などと曖昧な伝え方ではなく，その位置を正しく伝達する必要があります。

　特に注意が必要なのは，位置を説明する言葉が「肺の解剖学的な部位（肺そのものの部位）」なのか，「胸壁上の位置（表面上の位置）」なのか，どちらを示して説明しているのかがわかりにくいことです。

## 肺の解剖学的な部位（肺そのものの部位）

　「上葉」「下葉」など，肺の構造から分けた表現の方法です。気管支の大きな分岐に一致し，右肺は3葉，左肺は2葉の肺葉に分かれます。呼吸音の聴診では，この解剖学的な位置を意識することで，聴いている音と部位を対応させて捉えることができます。

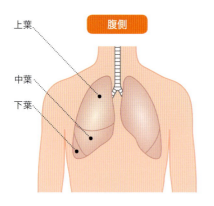
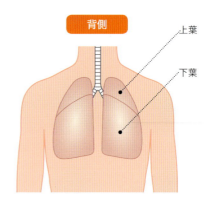

さらに細かな肺の区域として，右は10，左は8〜9に分かれます。でも看護でこれらの区域を意識しなければならない場面はほとんどありません。なぜならば，細かな区域は外科的処置（手術）に際しては必要ですが，聴診ではその区域にぴったりと対応した聴き分けは不可能だからです

### 胸壁上の位置（表面上の位置）

大ざっぱに肺を捉えた表現です。「上肺野」「中肺野」「下肺野」といった言葉は，身体の表面から見た場所を表しています。

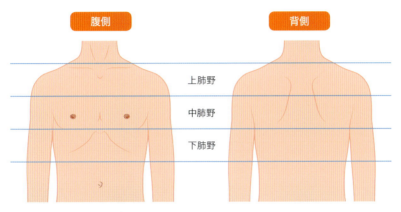

それぞれの肺野が示す範囲は，厳密なものではありません。（立位をとった時の）肺の「上のほう」「下のほう」という感覚です

あなたが肺の解剖を思い浮かべながら「下葉で○○音が聴取された」と言っても，相手が肺の構造を理解していなければ，正しい位置は伝わりません。また，肺の構造をよく理解しないまま肺の下のほう（肺底部）を「下葉」と誤って言う人もいます。

その点，直接目には見えない肺の解剖学的な部位よりも，「上肺野」「下肺野」など目に見える胸壁上の位置で伝えたほうが，伝達の際のエラーは少ないといえます。

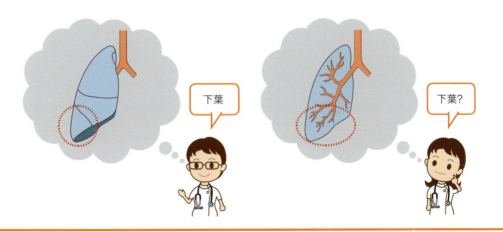

**STEP**

**3**

副雑音を聴き分け，
患者さんの状態を
推測する

# 1 連続性副雑音が示すのは「気道の狭まり」

## POINT

☞ 連続性副雑音とは・・・

❶ ブツブツと途切れずに，引き伸ばすような低い音である。

❷ 本来もっと広いはずの空気の通り道が狭まっていることにより生じる。

## 音が生じるメカニズム

　連続性副雑音は本来もっと広いはずの気道が狭まっていること，つまり気道が狭窄することによって起こる音です。

　狭いところを空気が通ると，なぜ音がするのでしょうか。狭い通り道を速いスピードで気体が通ろうとすると，摩擦音が生じるからです。

　口笛を吹く時を考えてみましょう。大きく口を開けてしまったら，口笛は吹けません。唇をすぼめて細い通り道に空気を勢いよく通すことで「ヒューッ」と連続した音が出ます。

　ではなぜ，空気の通り道，つまり気道が狭まるのでしょうか。次のような理由が考えられます。

- 痰が絡んでいて，気道がふさがれかけている
- 食物などを誤嚥して，気道がふさがれかけている
- 癌などの腫瘍が張り出してきていて，気道を潰しかけている
- 気管支喘息により気管壁を作る平滑筋が収縮し，内腔が狭くなっている

## 連続性副雑音は，細い気道では起こらない

　「狭まる」ということは，もともとある程度の太さがあるから起こることです。もともと狭いところは，あとはふさがるしかありません。そうなってしまったら，音はしなくなります。

　ですから連続性副雑音は，末梢のすごく細い気道では起こりません。中枢側のある程度太さのある気道で生じる音なのです。これはしっかり覚えておきましょう。

　聴診器を肺の末梢に当ててこの音が聴こえたとしても，その真下にある程度の太さのある空気の通り道はもともと存在しないはずですから，もっと太いところで起こった音がそこまで響いて伝わってきたとしか説明できません。ですから，連続性副雑音を聞いただけで，「そのトラブルは口元に近い側，つまりある程度太さのある気道で起こっている」とわかります。

## 連続性副雑音─なぜ音が出る？

### 気道が狭まることで音が出る

- 正常の場合…
- 空気の通り道が狭い場合…

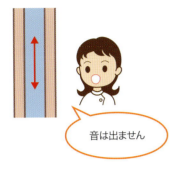
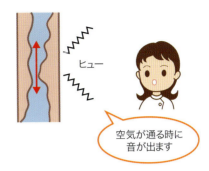

### 連続性副雑音はある程度太さのある気道で起こる

- 気道がある程度太いから，狭まることができます

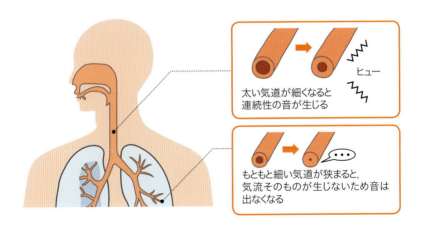

### 気道が狭まる理由

- 痰や食物の誤嚥
- 腫瘍など
- 平滑筋の収縮

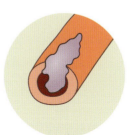
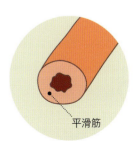

平滑筋

# 2 低調性と高調性の違いは「気道の狭まり具合」

**POINT**
- 低調性連続性副雑音と高調性連続性副雑音の音が生じるメカニズムは同じである。
- 低調性と高調性の違いは気道の狭まり具合である。
- 低調性はいびきのような低い音，高調性は笛のような高い音である。

### 違いは空気の通り道の「狭まり具合」

連続性副雑音には高調性と低調性がありますが，音が生じるメカニズムは同じです。違いは気道の狭まり具合で，高調性のほうが気道の内腔がより狭いということです。

ただし高い音が聴こえた場合に，太めの気道が大幅に細くなったのか，もともと細めの気道が少しだけ細くなったのかは，音からだけでは判断がつきません。はっきりとわかるのは，「気道が狭くなっている」，それだけです。

### 音の特徴を確認してみよう

低調性連続性副雑音は，「ウーウー」と低めの"いびき"のような音です。そのため，いびき（様）音などとも呼ばれます。

高調性連続性副雑音は，笛の音のような「ヒューヒュー」と高い音です。笛（様）音とも呼ばれます。

連続性副雑音は呼気にも吸気にも生じることがあります。「呼気でのみ聴取される」と記している本もありますが，そうとは限りません。空気が通る時に狭まっていればこの音がするので，空気が出る時のタイミングで道が狭ければ呼気で生じますし，空気が入る時に狭ければ吸気で生じます。両方のタイミングで道が狭まっていれば，当然，呼気でも吸気でも音が生じます。

連続性副雑音は「どのタイミングでする音か」ではなく，「この音を聴いたら，そのタイミングで道が狭まっている」と考えます。

**聴いてみよう！**

低調性連続性副雑音，高調性連続性副雑音

❶ 目を閉じて，音だけに集中して呼吸音を聴きましょう。
❷ 映像を見ながら音を聴きましょう。

## 連続性副雑音——低調性と高調性の違いは「狭まり具合」

### 気道の狭まり具合で音の高さが変わる

● 正常　　　　　　　　● 気道が狭まっている　　　　● さらに狭まっている

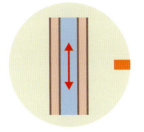 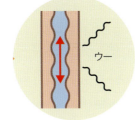 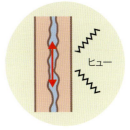

### 連続性副雑音からわかるのは

● もともとの気道の太さまではわかりません

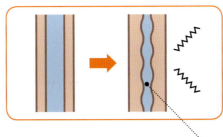 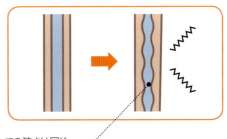

結果としての狭さは同じ

● 確かなのは，「今，空気の通り道が狭い」ということです

### 病名はゴールではない

　気道狭窄の理由はいろいろと考えられますが，優先すべきことは必ずしも病名をつけることではありません。病名は便利なラベルですが，それがゴールとは限らないのです。

　例えば，私たちの目の前にいるのは，「心筋梗塞の後遺症という病気」ではありません。日常生活を営む「心筋梗塞の後遺症を持った人」です。私たちがたどり着くべきは「息苦しさが強いようだ」「だから，階段を昇り降りして2階で寝起きをするのは，控えたほうがよいかもしれない」などの，患者さんの状態像，そして日常生活を支えるための方策です。何の病気でその状態が起こっているのかは，必ずしも突き詰めなくてもよいのです。

　呼吸のことに話を戻すと，連続性副雑音が聴取されたら，「もっと広くてもよいはずの空気の通り道が狭まっている，これは危険な状態かもしれない」と患者さんの状態像がストレートにわかります。これは看護ケアを考える上で，とても大切なことなのです。

# ③ 連続性副雑音は「変化」に注意

## POINT

☞ 低調性連続性副雑音が高調性に変化したら，気道狭窄が進行している可能性がある。

☞ 今まで聴取されていた連続性副雑音が聴こえなくなったら，完全な気道閉塞による無気肺の可能性を考えて対応すべきである。

### 連続性副雑音が高くなったら？

同じ患者さんで，これまでは低めの連続性副雑音が聴こえていたのに，後で聴いたら音が高くなっていた場合は，気道狭窄が進行している危険性があります。前述したように空気の通り道がより狭くなれば，音は高くなるからです。

### 連続性副雑音が聴取されなくなったら？

それまで聴取されていた連続性副雑音がまったく聴取されなくなったらどうしますか？「狭窄がなくなった！ よかった，よかった」だけでは困ります。

この場合，どのように考えたらよいのでしょうか。音が聴取されなくなった場合，2つの可能性が考えられます。

1つの可能性は，気道の狭さが解消された場合です。口笛を吹く時に口を大きく開けると音が出なくなるように，気道を狭めていたものがなくなれば連続性副雑音はしなくなります。

もう1つの可能性は，完全に気道が閉塞した場合です。口笛を吹いている時，口をすぼめて通り道が狭くなってついにふさがったらどうなるでしょう？ 空気が動かなくなりますから，音はしなくなりますね。これが気道で起こったら，無気肺（肺に空気の出入りがない状態）となります。

もし，患者さんの状態がどちらであるかわからなければ，どのように考えるべきでしょうか？

常に最悪に備えることは医療の基本です。それまで聴取していた連続性副雑音が聴こえなくなったら，後者の気道が完全にふさがってしまった可能性をまず考えましょう。気道がふさがっていることにより，無気肺になっているかもしれません。これは間違いなく緊急事態です。

### 連続性副雑音が聴こえた場合の考え方

連続性副雑音が聴取された場合，次に患者さんのもとを訪れる時には，必ず同じ場所に聴診器を当て，音の変化を確認しましょう。記録は「以前から聴こえていた連続性副雑音が低調性から高調性に変わった」などと，ほかの人にも正しく伝わるように書きます。

## 連続性副雑音は「音の変化」に着目

### 連続性副雑音が高くなったら？

- 通り道が狭くなっているのは，気道狭窄が進んでいるということです

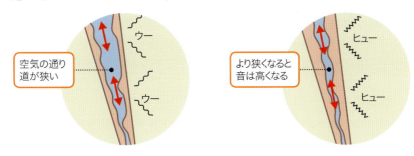

### 連続性副雑音が聴こえなくなったら？

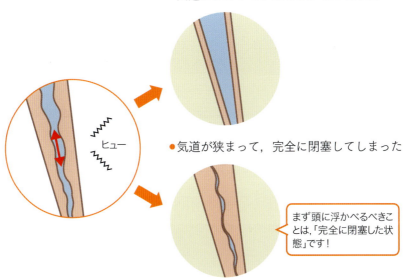

## 大切なのは，「変化」をみること

　聴診に限らず，患者さんの状態をみる時には「変化」に着目することが大切です。同じ「体温37.1℃」でも，平熱が36.8℃の人と，35℃台の人とでは捉え方が異なるのと同じです。
　連続性副雑音が聴取されたら，特に「音の変化」に注意します。低い音が高くなってきたり，音がしなくなったら気道狭窄が進んでいる可能性があるからです。
　患者さんが息苦しさを訴えたり，苦しそうな表情をしていなくても，気道狭窄は進んでいることがあります。片側の気道で狭窄が進んでいても，もう一方の気道からそちら側の肺で換気がなされていれば，すぐに症状として現れるとは限らないからです。

# 4 細かい断続性副雑音が示すのは「肺胞の伸びの悪さ」

**POINT**

☞ 細かい断続性副雑音は…
❶ 肺胞でのトラブルにより生じる，「チリチリ」や「パリパリ」という音である。
❷ 伸びが低下した肺胞が膨らむ時（吸気の半ばから終わり頃）に音が生じる。

### 音が生じるメカニズム

　細かい断続性副雑音が聴取された場合は，末梢の肺胞レベルで構造的な異常が起こっていると考えられます。つまり，過剰な水分や異物などが気道内に貯留しているのではなく，肺胞そのものの構造に何か問題が起きていると考えます。

　肺胞は健常な状態であれば，空気が入ってくれば伸びの良いゴム風船のように音もなくふわっと膨らみます。しかし，肺胞が線維化して弾力性を失い固くなったゴム風船のようになると，スムーズに膨らみにくくなります。無理に膨らませようとすると，ゴワゴワとしたゴム風船を膨らませる時のように，「チリチリ」「パリパリ」という音が出ます。ですからこの音は，吸気の半ばから終わりくらいまで，つまり肺胞の膨らみが大きくなったタイミングでのみ聴取されます。

### 音の特徴を確認しよう

　細かい断続性副雑音の特徴を確認しておきましょう。
　細かい断続性副雑音は，「チリチリ」「パリパリ」という細かい破裂音です。捻髪音（ねんぱつ）とも呼ばれ，髪を耳元でねじった時に聴こえるような音です。

**聴いてみよう！**
細かい断続性副雑音
❶ 目を閉じて，音だけに集中して呼吸音を聴きましょう。
❷ 映像を見ながら音を聴きましょう。音が生じるのは吸気の半ばから終わり頃のタイミングです。

## 細かい断続性副雑音—なぜ音が出る？

### 伸びが悪いと音が出る

● 風船を膨らませると… 　　　　● 古い風船を膨らませると…

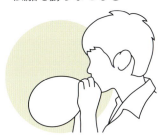 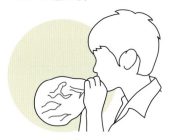

音もなくふわっと広がります　　チリチリと音がします

### 肺胞が膨らみにくいと，吸気の半ばから終わり頃に音がする

● 正常の場合，肺胞は音を出さずにスムーズに広がります

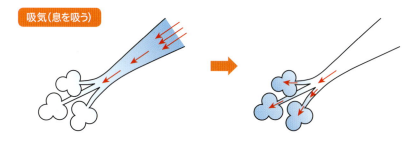

吸気（息を吸う）

● 肺胞の伸びが悪いと，空気が入り肺胞が膨らむ時にチリチリと音がします

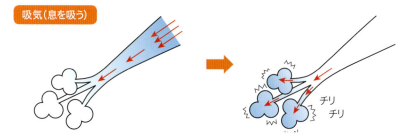

吸気（息を吸う）

● 肺胞の伸びが悪くても，空気が出ていく時には音はしません

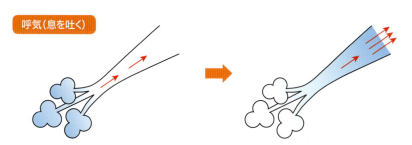

呼気（息を吐く）

4 細かい断続性副雑音が示すのは「肺胞の伸びの悪さ」

39

# 細かい断続性副雑音が聴取された場合の考え方

**POINT**

☞ 細かい断続性副雑音が聴取されたら…
1. 間質性肺炎や肺気腫などにより，肺胞が拡張しづらくなっていると考えられる。
2. 気道に痰などが貯留しているわけではないので，ドレナージしても効果はない。

## 患者さんの状態を推測する

細かい断続性副雑音が聴取されたら，患者さんがどういった状態にあると推測できるでしょうか？

細かい断続性副雑音は，肺胞の伸びが悪い時に生じる音です。肺の内部が線維化する間質性肺炎などによって，肺胞の伸びは悪くなります。この状態は「肺胞伸展性の低下」「肺(胞)コンプライアンス低下」などと表現されます。あるいは，拡張したくても，あたかも羽交い絞めにされて（拘束されて）拡張しづらい状態であることから，「拘束性肺障害」と称されます。

なお，加齢により肺胞が弾力性を失いゴワゴワしてくると，特に疾患がなくても細かい断続性副雑音が聴取されることがあります。

## ドレナージをする意味はある？

肺胞が構造的な変化を起こしている場合，治療やケアをしても改善しません。

異常な呼吸音が聴こえたら「とりあえず」体位ドレナージを行おうとするかもしれませんが，細かい断続性副雑音が聴取された場合，気道に何かが貯留しているわけではないので，ドレナージによって排痰を促す意味はありません。むしろドレナージによって体位が固定され，同一部位が圧迫されるなどのリスクがあるだけです。

胸部を圧迫して排痰を促すスクイージングも，患者さんに負担を与えるだけで，排出されるものは何もありません。

一方，同じ断続性副雑音であっても，次に説明する粗い断続性副雑音の場合は積極的に体位ドレナージを行う必要があります。「細かい」「粗い」という音の性質の区別はその後のケアに直接関係するため，確実に聴き分ける必要があるのです。

## 細かい断続性副雑音――患者さんの身体に何が起こっている？

### 考えられる状態

- 間質性肺炎などにより肺の内部が線維化し，伸びが悪くなっています

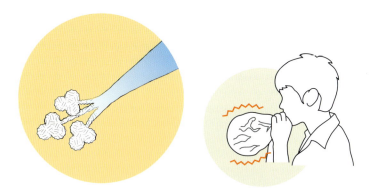

- 膨らもうとしても膨らめない…ちょうどこんな状態です

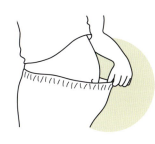

ウエスト部分がゴムだったら，お腹いっぱいになっても大丈夫。
でも革のベルトだったら……苦しい～!

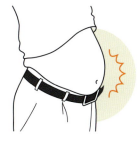

### ケアを選ぶ時の根拠

　医療者の最も大事なスタンスは，患者さんに「害するなかれ」(Don't harm)，つまり「余計なことはするな」ということです。

　人間の身体には，バランスが崩れた時にもとに戻ろうとする大きな潜在的な力（potential）があります。もしそれを邪魔しているものがあれば，「1つでも2つでもそれを減らしましょう」「もとに戻るお手伝いしましょう」というのが，医療者としての大事なスタンスではないでしょうか。

　聴診をして，細かい断続性副雑音が聴取される患者さんに，「とりあえず」と体位ドレナージをすることは，このスタンスから大きく外れます。この場合の体位ドレナージは患者さんにとって負担になるだけで，何の効果もないからです。

　何かケアを選ぶなら，選ぶだけの根拠がなければいけません。とりあえず何かやっておけばいいや，ということではないのです。

# 粗い断続性副雑音が示すのは「気道に過剰な水分があること」

**POINT**

☞ 粗い断続性副雑音は…
❶ 気道内に余分な水分が溜まっているために生じる音で，呼気にも吸気にも生じる。
❷ 水分が溜まる原因として，肺炎，慢性気管支炎，肺水腫などが考えられる。

## 音が生じるメカニズム

　空気の通り道である気道は，本来は空気で満ちていて水などは溜まっていないはずです。しかし肺水腫や肺炎などで気道の中に過剰な水分があると，そこを空気が通る時に「ブクブクッ」と水をはじく音が生じます。

　水の入ったコップにストローを差し込んで，フーッと息を吹き込んだら，「ブクブク」と気泡が破裂する音がしますよね。ちょうどこんな音が，粗い断続性副雑音です。

　空気が行ったり来たりするたびに水ははじかれるので，この音は吸気時に，呼気時に，あるいはその両方で聴取される可能性があります。

## 患者さんの状態を推測する

　粗い断続性副雑音が聴取されたら，患者さんがどういった状態にあると推測できるでしょうか？

　粗い断続性副雑音は，気道内に水分が溜まっている時に生じる音です。ですから肺炎や慢性気管支炎，肺水腫などにより水分が気管に溜まっている可能性があります。

## 音の特徴を確認しよう

　粗い断続性副雑音の特徴を確認しておきましょう。

　粗い断続性副雑音は，水っぽいところを空気が通る時に生じる，「ブクブク」という大粒の泡が立つような音です。

**聴いてみよう！**
粗い断続性副雑音
❶ 目を閉じて，音だけに集中して呼吸音を聴きましょう。
❷ 映像を見ながら音を聴きましょう。呼気，吸気，両方で音が聴こえます。

## 粗い断続性副雑音——なぜ音が出る？

### 水分が溜まっている部分を空気が通る時に音が出る

- 水の中に空気を吹き込むと音が出る，これと同じです

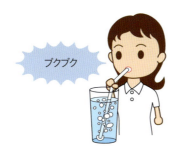

### 吸気と呼気を通して音がします

- 水分が貯留していると，空気が通るたびに音がします

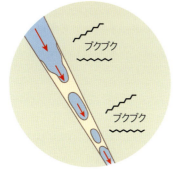
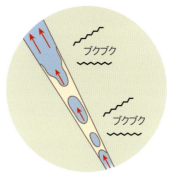

### 「湿性ラ音」は根拠のないネーミング

「湿性ラ音」「乾性ラ音」という言葉を聞いたことがあるでしょうか。一昔前までは，よく臨床で使われていた言葉です。湿性ラ音とは断続性副雑音，乾性ラ音とは連続性副雑音のことを指していたようですが，湿性，乾性という言葉の使い方は誤りです。

確かに粗い断続性副雑音は空気の通り道に水が溜まっているのですから，「湿性」（水分が多い）といえるかもしれません。しかし細かい断続性副雑音は肺胞の伸びが悪くなった音であり，「湿性」ではありません。何より，粗い音と細かい音では患者さんの身体の中の状態や必要なケアがまったく違うのに，それらをひとまとめにしていることが大きな問題です。

呼吸音の分類（➡p.18）は，根拠があって作られたものです。区別しなくてはいけないものはきちんと区別し，区別しなくていいものは区別していません。患者さんの状態を判断し正しいケアにつなげるために，その分類を使いこなしましょう。

# 粗い断続性副雑音が聴取された場合の考え方

**POINT**
- 粗い断続性副雑音が聴取されたら，水分の体外への排出を促すために体位ドレナージが有効である。
- 細かい断続性副雑音とはケア方針が異なるため，両者の聴き分けが不可欠である。

### 細かい断続性副雑音との対応の違い

　粗い断続性副雑音の原因は気道内の水分ですから，体位ドレナージをすることで痰などの水分が体外に出て，改善する可能性があります。前に説明した細かい断続性副雑音では，体位ドレナージに効果はありませんでしたよね。同じ断続性副雑音でも，その後の対応はまったく異なるため，両者の聴き分けをすることが大切です。

### 細かい音か，粗い音か迷ったら

　ごく初期の肺炎や肺水腫では，か細い「チリチリ」という細かい断続性副雑音のような音が聴取されることがあります。細かいか粗いかの判別に迷ったら，その音が聴取されるタイミングに着目します。

　もし息を吐いている時（呼気）にこの音がしたら，この音はか細くても粗い断続性副雑音であるとわかります。なぜならば細かい断続性副雑音は，吸気の終わりにしか聴取されない音だからです。

### 痰が気道に溜まった場合の音は？

　粗い断続性副雑音が生じる理由の1つとして，空気が通る際に気泡が破裂するような水っぽい痰が気道に溜まっていることがあげられます。粘稠性が高く，べったりと気道をふさぐような性状の痰が溜まっていれば，連続性副雑音も生じやすくなります。両方の音が聴取されることもあるし，音が途中で変わることもありえます。

　実際の臨床では，このように複数の音が同時に聴こえたり（→ p.50），音が変化することもよくあります。これが呼吸音の聴診を複雑にしている理由の1つです。

## 粗い断続性副雑音―細かい断続性副雑音との聴き分けが不可欠

### 断続性副雑音は，細かいか粗いかの区別が大切

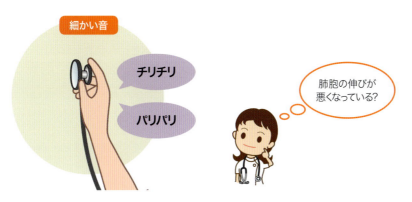

▶体位ドレナージをする意味はありません

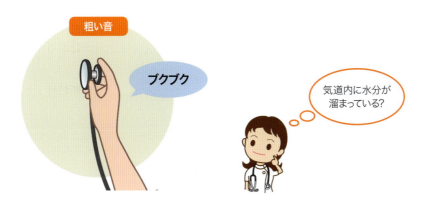

▶体位ドレナージを行うことにより，患者さんの状態が改善する可能性があります

### 副雑音は4種類，でも音が生じるメカニズムは3種類

　連続性副雑音2つと断続性副雑音2つ，これらは便宜上，同列の「4つの種類の音」として説明されます。しかし音が生じるメカニズムとしては，連続性副雑音は1つ，断続性副雑音は2つとなります。連続性副雑音の「高い」「低い」は程度の差でしかありませんが，断続性副雑音は音が生じるメカニズム自体に違いがあります。この意味では，4つの音は同列ではないのです。

　連続性副雑音は音の「変化」に着目し，断続性副雑音は2つの音の「聴き分け」が必要。ここはしっかり覚えておきましょう。

# 8 胸膜摩擦音は肺を包む膜から生じる音

### POINT

☞ 胸膜摩擦音は…

❶ 肺を包む2枚の膜同士が擦れ合う時に生じる音で，吸気にも呼気にも聴取される。
❷ 胸膜炎などにより膜同士の表面の滑らかさが失われるために生じる。

## 音が生じるメカニズム

ここまで説明してきた4つの副雑音は肺の中でのトラブルを示唆する音ですが，胸膜摩擦音だけは異なります。この音は，肺を包む膜の動きから生じます。

肺は臓側胸膜，壁側胸膜という二重の膜に包まれています。この2枚の膜は非常に近寄っていて，ほぼ一体化しています。ただし完全にくっついているのではなく，その膜同士の間にわずかに水分があります。通常，肺が縮んだり膨らんだりして2枚の膜同士が擦れ合う時には，そのわずかな水分が潤滑剤の役割をして，音もなくすべっています。しかし，2枚の膜の間（胸膜腔）に感染性，あるいは癌性の胸膜炎などを起こすと膜の表面の滑らかさが失われるため，そこがスムーズに動かなくなります。膜同士が擦れ合うたびに引っかかり，軋んだドアを開け閉めする時のように，「ギュッギュッ」と音が出てしまうのです。

## 患者さんの状態を推測する

胸膜摩擦音が聴取されたら，胸膜腔への癌の転移や感染性の胸膜炎などを起こしている可能性があります。

胸膜炎では症状が進行すると，音がしなくなります。2枚の膜が癒着してしまうと，膜同士がすべり合う摩擦音が生じなくなるからです。あるいは胸膜腔の水分（＝胸水）の貯留が多くなることで膜の間の距離が離れ，擦れ合いが生じなくなることもあるからです。

## 音の特徴を確認しよう

胸膜摩擦音の特徴を確認しておきましょう。「ギュッギュッ」と擦れ合うような音で，呼気でも吸気でも生じます。下肺野のほうで聴取される可能性が高いのは，肺底部（横隔膜に近いほう）が膜同士の擦れ合いの幅が大きいからです。なお，胸膜摩擦音は，連続性副雑音や断続性副雑音などと比べると，生じる頻度が圧倒的に少ない音です。

### 聴いてみよう！
#### 胸膜摩擦音

❶ 目を閉じて，音だけに集中して呼吸音を聴きましょう。
❷ 映像を見ながら音を聴きましょう。呼気，吸気，両方で音が聴こえます。

## 胸膜摩擦音—なぜ音が出る？

### 膜が擦れ合う時に音が生じる

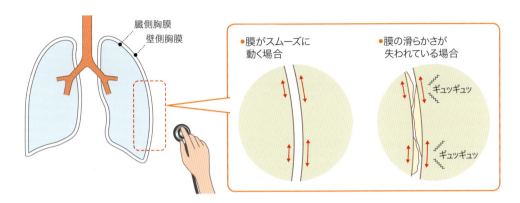

### 肺底部で聴取される頻度が高い

- 肺底部のほうが呼吸に伴う膜同士のズレが大きく，音が聴取されやすくなります

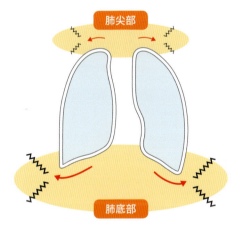

### 遠ければ広い，近ければ狭い

「音の広がり」という観点から呼吸音を考えてみましょう。肺の深いところで生じた音は広い範囲で聴取されます。胸郭表面に近いところで生じた音は，狭い範囲でしか聴取されません。懐中電灯で近いところを照らすと光の範囲は狭く，遠いところを照らすと広くなるのと同じです。

聴診器の位置を少しずらしただけで音が聴取しにくくなるような限定された範囲で聴取される音の場合，その音は胸膜表面に近い場所で生じていると考えられ，胸膜摩擦音以外の副雑音である可能性は低くなります。

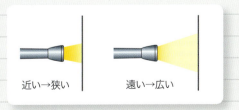

47

# 9 副雑音の判断の仕方

**POINT**
- 副雑音は，肺性の4つの副雑音と非肺性の胸膜摩擦音に分類される。
- それぞれの音の特徴を覚えておけば，副雑音の判断は容易にできる。
- 異常な音が1つの場合は，判断樹（右ページ図）のようにふり分けをする。

## 5つの音を確認しよう

ここまで，4つの副雑音と胸膜摩擦音，合わせて5つの音について説明しました。それぞれの音の特徴を確認しておきましょう。

### ▼5つの副雑音の特徴

| 副雑音 | 音の特徴 | 考えられる状態 |
|---|---|---|
| 低調性連続性副雑音 (rhonchi) | いびきのような低い音　ウー ウー | ・もっと広いはずの空気の通り道が狭くなっている |
| 高調性連続性副雑音 (wheeze) | 笛の音のような高い音　ヒュー ヒュー | ・もっと広いはずの空気の通り道が狭くなっている |
| 細かい断続性副雑音 (fine crackle) | 髪の毛をねじるような細かい破裂音　チリ チリ | ・肺胞の伸びが悪くなっている |
| 粗い断続性副雑音 (coarse crackle) | 気泡が破裂するような大粒の泡が立つような音　ブクブク ブクブク | ・気道内に水分が溜まっている |
| 胸膜摩擦音 | 軋んだドアを開け閉めするような音　ギュッギュッ ギュッギュッ | ・肺を包む2枚の膜がスムーズに動かなくなっている |

STEP 3 副雑音を聴き分け、患者さんの状態を推測する

# 副雑音が聴取されたら

## 副雑音の判断の道筋

- 1つの副雑音の種類を判別するには，断続性の音か連続性の音か，あるいは擦れ合うような音かを判断します。次に「低い・高い」「細かい・粗い」を判断します。

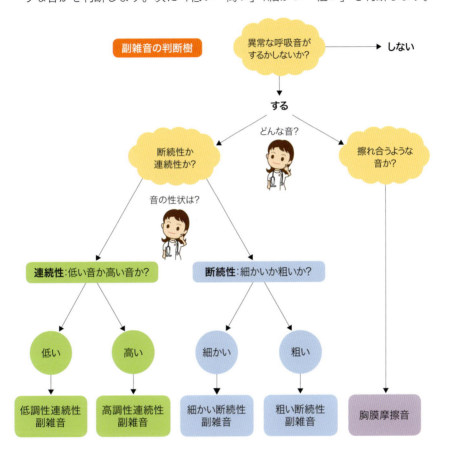

## 副雑音の分類に「グレーゾーン」はない

　副雑音の判断は，上記のように順序立てて整理していけば迷うことはありません。1つの副雑音について「細かい断続性副雑音はしている？」「していない」，「では，粗い断続性副雑音は？」「していない」と1つひとつの可能性を消していけば，聴取された副雑音は必ず5つの音のいずれかに該当するはずです。副雑音のバリエーションは100も200もあるわけではなく，たった5つしかないのですから。

　聴診による判断は，明確に白黒がはっきりした，いわばデジタルの判断で，アナログの判断ではありません。グレーゾーンがないから，すっきりと簡単に答えが出せます。そういった意味で，呼吸音の聴診は一度身につければとても簡単です。

# 10 副雑音の重複

### POINT
- ☞ 副雑音の種類は5つだけだが，その音のいくつかが重複して聴取されることがある。
- ☞ 音は混じり合わないので，1つひとつの音を整理して聴けばどの音か判断できる。
- ☞ 異常な音1つひとつについて，その有無を判断すればよい。

### 音は重複しうる，でも混じらない

　副雑音の種類は5つしかない，と強調してきました。しかし実際の臨床では，「あれ？普段聴かない音だな」と感じることがあるかもしれません。それはおそらく，異なる種類の副雑音が同時に聴こえているケースです（ここで新しい呼吸音のネーミングを考えてはいけません！）。

　例えば，もともと肺線維症があって普段から「チリチリ」という細かい断続性副雑音が聴取されている人が，何かを誤嚥して気道が狭まってしまったケース。この場合は，普段からしていた「チリチリ」という音（細かい断続性副雑音）と，気道が狭くなったことにより生じる「ヒューッ」という音（連続性副雑音）のどちらも生じます。

　でも，2つの音が同時に聴こえたらといって，別の音に変わるわけではなりません。ピアノとバイオリンの音が同時に演奏されていても，それぞれの楽器の音を知っていれば，ピアノの音は「ピアノの音」として聴こえますよね。2つの楽器の音が混じって別の音になるということはありません。

　副雑音も同じです。副雑音1つひとつの音自体の特徴をしっかりわかっていれば，それぞれの音がするかしないかは，順序立てて判断できます。Aの音がするかしないか，Bの音はどうか・・・と，1つひとつの音を探していけばいいのです。

### 「重複した音」を聴いてみよう

　副雑音の重複は，どの組合わせもありえます。2種類だけでなく，3種類混じることもあります。例として，下記の音を聴いてみましょう。

Ⓐ 細かい断続性副雑音＋高調性連続性副雑音
Ⓑ 胸膜摩擦音＋粗い断続性副雑音
Ⓒ 細かい断続性副雑音＋粗い断続性副雑音

### 聴いてみよう！
#### 副雑音の重複
❶ Ⓐ～Ⓒの呼吸音を聴きましょう。
❷ どの種類の副雑音が聴取されるか，順序立てて考えてみましょう。

## 複数の副雑音が一度に聴取されたら？

### 音は混じらない

- ピアノの音はピアノの音。
  バイオリンの音とは混じりません

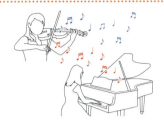

### 副雑音は重複することがある

- 肺線維症があり普段から細かい断続性副雑音が聴取されている人が，
  食物を誤嚥して気道を狭めてしまった場合…

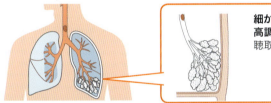

細かい断続性副雑音＋
高調性連続性副雑音が
聴取される可能性があります

- 癌性胸膜炎を起こしている患者さんが肺炎を併発した場合…

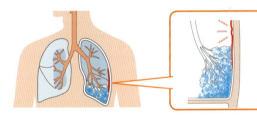

胸膜摩擦音＋
粗い断続性副雑音が
聴取される可能性があります

### 高調性と低調性の連続性副雑音が同時に聴取されたら？

　高調性連続性副雑音と低調性連続性副雑音を同時に聴取した場合，どちらに注意すべきでしょうか。高い音は低い音よりも気道がより狭まっているサインですから，「高調性」と考えそうになりますよね。でも答えは「低調性」です。なぜでしょうか。

　高調性の音は，もともとそれほど太くはない気道が狭まったか，もとの太さに関わらず結果として残りの内腔が狭い状態を示唆します。もともと太くない気道であれば，狭窄して高調性の音が生じていたとしても，ほかの気管支がその働きを補ってくれます。

　しかし低調性の音は，気道の「太いところでなければ生じるはずがない音」です。気道の太いところは気管支が枝分かれする前の大もとの気管に近い部分です。ですから狭まったら呼吸ができなくなる可能性もあります。

　このように，高調性と低調性の音が同時に聴こえたら「低いものほど要注意」です。さらに，低い音が高い音に変化する危険なサイン（→p.36）も見逃さないようにしましょう。

10 副雑音の重複

51

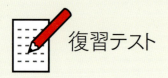 復習テスト

1. 連続性副雑音が聴取された場合，患者さんはどのような状態と考えられますか。下記から1つ選びなさい。

    (1) 気道内の水分が過剰になっている
    (2) 気道が狭窄している
    (3) 肺胞の伸びが悪くなっている（伸展性の低下）
    (4) 肺胞での換気が低下している

2. 連続性副雑音に対する欠かせないケアプランで適切なものを下記から1つ選びなさい。

    (1) 安静保持
    (2) 保温
    (3) 体位ドレナージ
    (4) 呼吸音の音調変化の観察

3. 細かい断続性副雑音が聴取された場合，患者さんはどのような状態と考えられますか。下記から1つ選びなさい。

    (1) 気道内の水分が過剰になっている
    (2) 気道が狭窄している
    (3) 肺胞の伸びが悪くなっている（伸展性の低下）
    (4) 肺胞での換気が低下している

4. 粗い断続性副雑音が聴取された場合，患者さんはどのような状態と考えられますか。下記から1つ選びなさい。

    (1) 気道内の水分が過剰になっている
    (2) 気道が狭窄している
    (3) 肺胞の伸びが悪くなっている（伸展性の低下）
    (4) 肺胞での換気が低下している

5. 胸膜摩擦音から考えられる疾患はどれでしょうか。下記から1つ選びなさい。

    (1) 肺癌
    (2) 胸膜炎
    (3) 気管支炎
    (4) 間質性肺炎

解答・解説はp.56

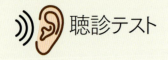 聴診テスト

> イヤホンを使用して呼吸音を聴いてください。
> 聴取された音について下記の問題に答えなさい。

1. 聴取された呼吸音の正式名称を下記から選びなさい。答えは1つとは限りません。

    (1) 低調性連続性副雑音
    (2) 高調性連続性副雑音
    (3) 細かい断続性副雑音
    (4) 粗い断続性副雑音
    (5) 胸膜摩擦音

2. 聴取された呼吸音の正式名称を下記から選びなさい。答えは1つとは限りません。

    (1) 低調性連続性副雑音
    (2) 高調性連続性副雑音
    (3) 細かい断続性副雑音
    (4) 粗い断続性副雑音
    (5) 胸膜摩擦音

3. 聴取された呼吸音の正式名称を下記から選びなさい。答えは1つとは限りません。

    (1) 低調性連続性副雑音
    (2) 高調性連続性副雑音
    (3) 細かい断続性副雑音
    (4) 粗い断続性副雑音
    (5) 胸膜摩擦音

4. 聴取された呼吸音の正式名称を下記から選びなさい。答えは1つとは限りません。

    (1) 低調性連続性副雑音
    (2) 高調性連続性副雑音
    (3) 細かい断続性副雑音
    (4) 粗い断続性副雑音
    (5) 胸膜摩擦音

解答・解説はp.57

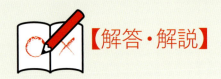
【解答・解説】

## 復習テスト

1 | **(2) 気道が狭窄している**
換気に関わる空気の通り道（気道）が本来よりも狭くなると，空気が出入りするたびに連続性の音が生じます（➡ p.32）。

2 | **(4) 呼吸音の音調変化の観察**
音調が低めから高めに変化するようであれば気道狭窄が進行している可能性があるため，音調の変化に気をつけます（➡ p.36）。(3)の体位ドレナージは有効な場合もありますが，必ず行うものとも限りません。

3 | **(3) 肺胞の伸びが悪くなっている（伸展性の低下）**
細かい断続性副雑音は，肺線維症や繰り返す肺炎などの後遺症により肺胞の伸びが悪くなっている状態を示唆する聴診所見です（➡ p.38）。

4 | **(1) 気道内の水分が過剰になっている**
粗い断続性副雑音は気道内に過剰な水分が貯留している場合，そこを空気が通り抜ける際に生じる音です。気泡が破裂するようなブクブクという音がします（➡ p.42）。

5 | **(2) 胸膜炎**
(1)の肺癌は肺組織そのものの病変であり，癌性胸膜炎を併発しない限り胸膜摩擦音を聴取することはありません。(3)の気管支炎では粗い断続性副雑音を，(4)の間質性肺炎では細かい断続性副雑音を聴取することがまれではありませんが，胸膜摩擦音の発生とは直接的な関係はありません。

## 聴診テスト

**1** **(1) 低調性連続性副雑音**

いびきのような，低めの連続した音です。

**2** **(2) 高調性連続性副雑音と (3) 細かい断続性副雑音**

呼気で「ヒュー」という高調性連続性副雑音が聴こえ，吸気の半ばから終わりくらいのタイミングで「チリチリ」という細かい断続性副雑音が聴こえます。

**3** **(5) 胸膜摩擦音**

粗い断続性副雑音と間違えやすいですが，胸膜摩擦音が正解です。「ギュッ」と擦るような音が特徴です。

**4** **(4) 粗い断続性副雑音**

吸気，呼気を通して「ブクブク」という音が聴こえます。

解答・解説

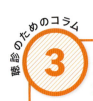

聴診のためのコラム

# 3 長期臥床していると換気効率が悪くなる理由

　人間の肺は，身体を起こしている時よりも臥床している時のほうが換気の効率が悪くなります。換気の効率が悪い＝必要な酸素を身体に取り込みにくいということです。

## 立位・座位の時は換気の効率がよい

　人間の肺は，膨らんだり縮んだりすることで空気の出し入れを行っています。最も空気の出し入れをする量が多いのは，横隔膜に近い肺の下側の部分（肺底部）です。
このあたりには重力で血液が集まる上，肺の膨らみが最も大きい部分なので，たくさんの空気を取り入れることができます。血流の多い部分と肺の膨らみが大きい部分が一致しているので，効率よく空気を取り入れることができるのです。

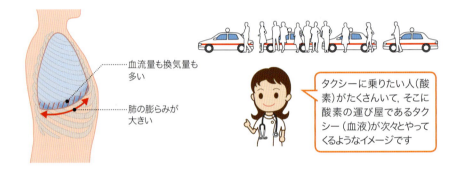

## 臥床している時は換気の効率が悪い

　臥床している時，血流は背側に集まりますが，肺の中で最も膨らみが大きいのは横隔膜側のままです。これでは肺が膨らんでも，酸素は血液に少ししか出会うことができません。その上，臥位では重力の影響で横隔膜が収縮しにくくなるため，長期にわたって臥床している患者さんは，呼吸機能が低下している可能性があります。

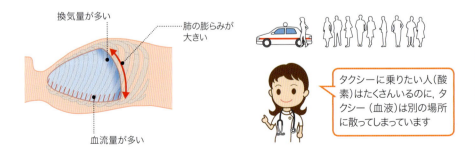

# 4 人工呼吸器装着時の聴診

　人工呼吸器を装着した患者さんの胸に聴診器を当てると,「シューッ」という器械の大きな音ばかりが聴こえます。器械の音を拾わず,呼吸音だけを追うのはなかなか難しいものです。

　でも,「なんとなく右側の音が小さいけれど,器械の音が大きいからかな」で済ませるのは危険です。もしかしたら,片肺挿管になっているかもしれないからです。

### 呼吸音の聴取で見つける片肺挿管のサイン

　片肺挿管とは,チューブの先端が深く入りすぎて片側の肺に入ってしまい,そちら側の肺だけが換気をしている状態をいいます。片肺挿管になっていると,当然,もう一方の側の肺では換気が行われなくなります。

　聴診をして片側の肺から呼吸音が聴取されない,あるいは片側だけ呼吸音が明らかに小さい場合は片肺挿管を疑いましょう。

　多くの場合,チューブは右側の肺に入りやすくなります。左側には心臓があるので,右主気管支の分岐の角度は左主気管支よりも大きくなっており,より真っ直ぐな角度の右主気管支のほうにチューブは入りやすいからです（これは誤嚥でも同じで,誤嚥した痰や食物は右側の肺のほうに入りやすい構造になっています）。

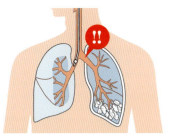

片肺挿管を疑った場合,すぐに医師に知らせましょう。自分でチューブを入れ直そうとしてはいけません！ チューブの先端がどこに入るかわからず,非常に危険です

### 片肺挿管でも,苦しくない？

　「片肺挿管＝緊急事態！」と思われるかもしれません。もちろん事態は深刻です。でも実は片肺挿管であっても,患者さんにこれといった徴候・症状は,すぐには現れません。片側の肺がきちんと換気をしていれば,必ずしも片肺挿管になった途端に息苦しくなるとは限らないのです。

　しかしこの状態が長く続くと,不都合が出てきます。空気の出し入れのない側の肺は,炎症が起こりやすい「空気の入れ替えがなく,温かくて湿った環境」となり,肺炎が起こりやすくなります。また,すべての空気が片側に押し込まれることで気道内圧が上昇したり,胸腔内が陽圧になり静脈還流が減少することで$SpO_2$が低下したり,血圧が低下することもあります。

STEP
4

「呼吸音は正常」と
言い切るための道筋を
理解する

# 1 正常呼吸音——気管（支）音

> **POINT**
> ☞ 正常呼吸音は気管（支）音と肺胞音の2つに分けられる。その中間の音として気管支肺胞音がある。
> ☞ 気管（支）音は気管直上部で聴取される高く大きな音で，呼気のほうが吸気より長い。

## 正常呼吸音は基本的に2つだけ

正常の呼吸音は，基本的に2つです。1つは気管のまわりで聴こえる気管（支）音，もう1つはそれ以外の肺野で聴こえる肺胞音です。

そしてこれ以外に，この2つの音の境界の領域では，上記の両方を合わせた音が聴取されます。これを気管支肺胞音といいます。

まずは，気管（支）音についてみていきましょう。

## 気管（支）音の特徴と発生のメカニズム

気管（支）音は，頸部，気管の両側で聴取される「気管音」と，「気管音」と「気管支肺胞音」の間で聴取される「気管支音」とに細かく分ける場合もありますが，この2つを聴き分ける必要は臨床ではほとんどありません。ここでは，「気管音」と「気管支音」両方を含む音として，「気管（支）音」として表記します。

気管（支）音は，正常の場合，前胸部の気管直上部で聴取されます。高く大きな音で，吸気と呼気の長さはおよそ1：2の比率で呼気のほうが長く聴こえます。私たちが普通に呼吸をしている時も，短く吸って長く吐きます。気管（支）音のリズムもこれと同じです。また，呼吸では大量の空気の流れる方向が変わり切るのに時間がかかるため，吸気と呼気の間で音が一瞬途切れます。

### 聴いてみよう！

気管（支）音

❶ 目を閉じて，音だけに集中して呼吸音を聴きましょう。
❷ 映像を見ながら音を聴きましょう。吸気と呼気の長さのバランス，途中での音の途切れに着目します。

# 正常呼吸音の分類と，気管(支)音が生じるメカニズム

## 正常呼吸音の分類

- 正常呼吸音は，音の性状（音調，強度，リズムなど）から，次の3つに分けることができます

| 音 | 吸気と呼気の長さ | 音の図示* | 音調 | 強度 | 正常存在部位 |
|---|---|---|---|---|---|
| 気管(支)音 | 吸気＜呼気 1：2 | | 高調 | 大きい | 気管直上とその周囲 |
| 気管支肺胞音 | 吸気＝呼気 1：1 | | 中音調 | 中程度 | **前胸部**：第2，第3肋間の左右の胸骨縁<br>**背部**：第1～第4肋間の正中から肩甲骨内側縁にかけて |
| 肺胞音 | 吸気＞呼気 2.5：1 | | 低調 | やわらか | 肺野末梢 |

＊線の長さが音の長さ，太さが音の強さ，傾斜が音の高さ（右上がりは吸気，右下がりは呼気）を表す

## 音と聴取部位の対応

- 上記の3つの呼吸音は，正常であれば下記の範囲で聴取されます

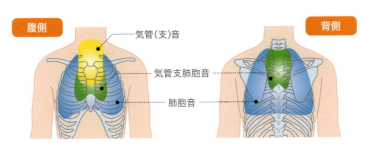

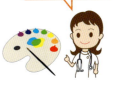

黄色の気管(支)音と青色の肺胞音。この2つが混ざったのが，緑色の気管支肺胞音です

## 気管(支)音の性質とリズム

- 吸気より呼気のほうが長く，吸気と呼気の間で音が一瞬途切れます。肺胞音と比べると大きな音です

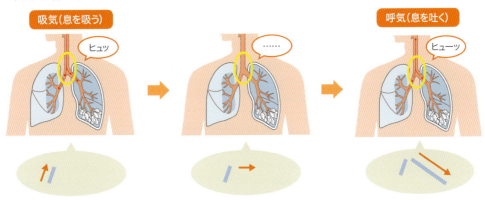

#  正常呼吸音──肺胞音

> **POINT**
> ☞ 肺胞音は肺野全般で聴取される低く弱い音で，吸気のほうが呼気より長い。吸気と呼気の間を音の途切れとして聴き取ることはほとんどできない。
> ☞ 気管（支）音と肺胞音の区別は，それぞれの音の特徴がわかっていれば容易である。

### 肺胞音の特徴

　肺胞音は，気管（支）音，気管支肺胞音の聴取部位以外の胸部全般で聴こえる低く弱い音です。吸気と呼気の長さはおよそ2.5：1の比率で，吸気のほうが長く聴こえます。かすかな「スーッ」と吸う音だけで，吐く音はほとんど聴こえません。

　吸気と呼気の間にも音が止まることがなく，ゆるゆると音が続きます。気管という1本のパイプの中を空気が出入りしているのですから，入ってくる時と出る時の途中で必ず音は途切れるはずです。気管（支）音の場合はそれがはっきり聴こえますが，肺胞音の場合はほんのわずかの途切れなので，私たちの耳にはほとんど聴き取れません。

### 肺胞音の発生のメカニズム

　気管（支）音に比べ，肺胞音の音が小さいのはなぜでしょうか。

　太い気管支を空気が出入りする時には，1本の道を大量の空気が一気に「ヒューッ」と移動するので，大きな音が聴取されます。これが気管（支）音です。

　一方，肺胞音はどうでしょう。口から入った空気が肺胞にたどり着くまでには，24回程度，道が枝分かれしますが，肺胞音は手前の10回程度分岐したあたりで生じる音です。その分かれ道を空気が通る時の摩擦音は，空気の量が少なく，一気に流れ込むのではないので，小さな音がゆるゆると続きます。息を吐く時には摩擦音が生じにくいため，吸気よりさらに音は小さくなります。また，吸気と呼気の流れの向きが切り替わるのにほとんど時間がかからないために，吸気と呼気との間の音の途切れはあまり認識できません。

　このメカニズムが頭に入っていれば，気管（支）音と肺胞音の区別は簡単です。吸気と呼気の長さのバランス，吸気と呼気の間の音の途切れがあるかを確認すればよいのです。「正常の音を区別する必要があるの？」と思うかもしれません。でも肺胞音と気管（支）音の区別はとても重要なのです（→p.72）。

 **聴いてみよう！**

肺胞音

❶目を閉じて，音だけに集中して呼吸音を聴きましょう。
❷映像を見ながら音を聴きましょう。吸気と呼気の長さのバランス，途中で音が途切れるかどうかに注目します。

# 肺胞音が生じるメカニズム

## 肺胞音の性質とリズム

- 吸気のほうが呼気より長く，吸気と呼気の間は途切れません。気管（支）音と比べると，やわらかい音です

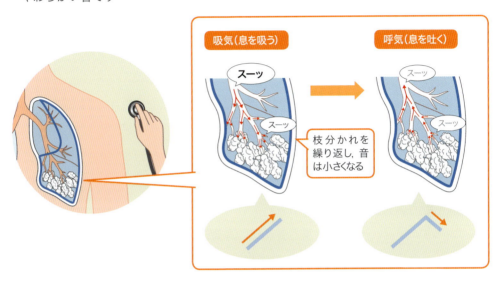

## 気管（支）音と肺胞音の区別

- 気管（支）音と肺胞音の音の違いを確認しておきましょう

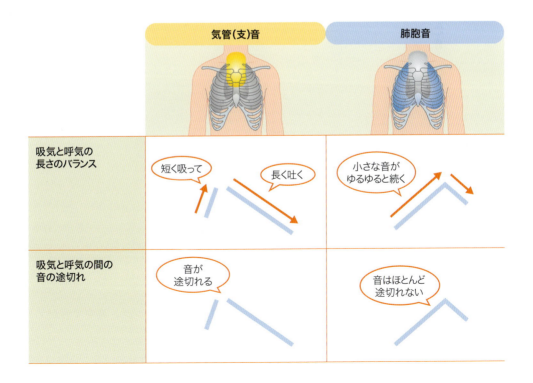

# 正常呼吸音——気管支肺胞音

> **POINT**
> ☞ 気管（支）音と肺胞音が混じった音が気管支肺胞音である。
> ☞ 気管支肺胞音は，音の大きさもリズムも気管（支）音と肺胞音の中間くらいの音で，吸気と呼気の長さはほぼ同じである。

### 気管支肺胞音の特徴

　気管支肺胞音は，前胸部に聴診器を当てた時に気管（支）音と肺胞音の間で聴取される音です。気管（支）音と肺胞音が混じりあっているため音調や強度は中程度で，吸気と呼気の長さはほぼ同じ（1：1）です。

　気管（支）音と肺胞音の境界は明確ではありません。「肋骨の何本目までは気管（支）音」などと線を引くことは不可能です。呼吸音の聴取部位の範囲はあくまでも目安であり，2つの音の間には両者が混じった音が存在します。その部分で聴こえる音を気管支肺胞音と呼んでいるのです。「気管（支）音＋肺胞音」だから気管支肺胞音，コーヒー＋牛乳＝コーヒー牛乳のようなものです。

 **聴いてみよう！**

気管支肺胞音

❶ 目を閉じて，音だけに集中して呼吸音を聴きましょう。
❷ 映像を見ながら音を聴きましょう。吸気と呼気の長さのバランス，途中で音が途切れるかどうかに着目します。

## 気管支肺胞音が生じるメカニズム

### 気管支肺胞音の性質とリズム

- 吸気と呼気は同じくらいの長さ，音の大きさは気管（支）音と肺胞音の中間くらいです。吸気と呼気の間に，音がわずかに途切れます

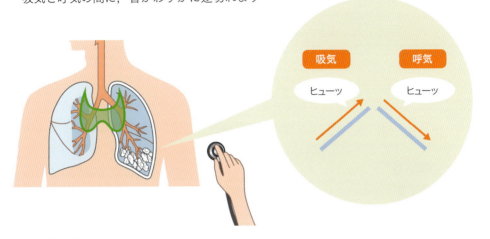

### 音と聴取部位の対応

- 気管（支）音，気管支肺胞音，肺胞音は，正常であれば下記の範囲で聴取されます

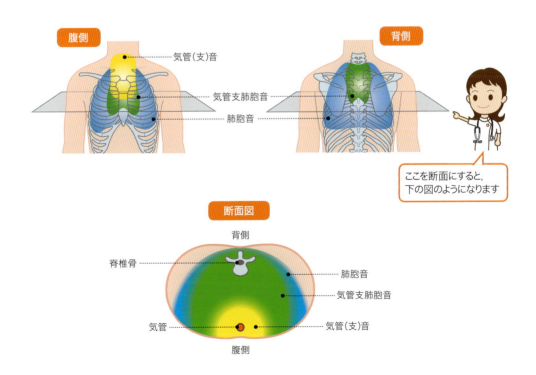

# 「呼吸音は正常である」とはどういうことか

> **POINT**
> ☞ 正常呼吸音が聴取されただけで「正常」とは言えない。
> ☞ 「呼吸音は異常ではない」つまり「呼吸音は正常」と言い切るためには，考えうる異常をすべて除外する必要がある。

## 「この音がすれば正常です」とは言えない。ではどうするか

　呼吸音聴取において「正常」とは何でしょうか。「正常な音がすること」でしょうか。
　実は，ここまで説明してきた正常呼吸音をしっかり覚えていたとしても，「この音がすれば正常です」という積極的な判断はできません。
　少し別の例で考えてみましょう。生まれたばかりの赤ちゃんは音が聴こえているのでしょうか。実は聴こえているらしいのです。でも言葉が通じない赤ちゃんに，聴こえるかどうかを確かめるのは難しいですね。それを確かめるには，こんな方法が考えられます。赤ちゃんの耳元でパンッと手を叩いて，それに赤ちゃんがピクッと反応したら，「聴こえていないことはなさそうだ」とわかります。「聴こえている」と言い切ることはできなくても，「聴こえていないことはなさそう」と言うことができるのです。
　呼吸音の聴診も，それに似ています。ある音を聴いただけで「呼吸音は正常である」とストレートに言い切る方法はありません。「異常ではない」という二重否定をすることで，「呼吸音は正常である」と結論づけるのです。

## 「考えられる異常」をすべて除外する

　では，「呼吸音は正常である」というためには，どのような考え方で聴診を進めていけばよいのでしょうか。
　そのためにまず必要なのは，呼吸音を聴いた時に「どのような異常があるか」をすべてわかっていることです。以下にあげる想定しうる呼吸音の異常をすべてルールアウト（＝除外）できてはじめて，「呼吸音は正常である」と言い切ることができます。

❶ 副雑音が聴取される
❷ 呼吸音に左右差がある
❸ 「本来，その場所で聴取するはずのない音」が聴こえる（気管支呼吸音化）

　「考えられる異常をすべて除外する」という除外診断の考え方は，臨床推論の基本となります。医療の世界で「これは正常」と「ストライクゾーン（正常）」を明らかにできることは，実はあまり多くありません。例えば，「36.5℃が平熱」と定めた場合，「36.6℃は発熱」「36.4℃は低体温」と判断するわけではありませんね。
　考えられる「アウト（異常）」をすべて否定しきってはじめて「ストライク（正常）」とする—「○以外は×」という判断に慣れていると馴染みにくいのですが，この「×以外が○」という考え方が，臨床ではとても重要です。

## 「呼吸音は異常ではない」と言うためには

### 聴こえている？ 聴こえていない？

- 音が聴こえているかどうかは，赤ちゃんに聞いてもわかりません

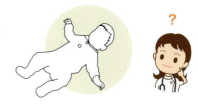

- 手を叩く音に反応すれば，「聴こえていないことはなさそう」と考えられます

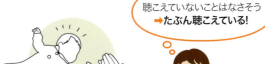

聴こえていないことはなさそう
➡ たぶん聴こえている！

### 呼吸音の異常をルールアウトする

- 想定しうる呼吸音の異常を，頭の中でルールアウト（除外）していきます

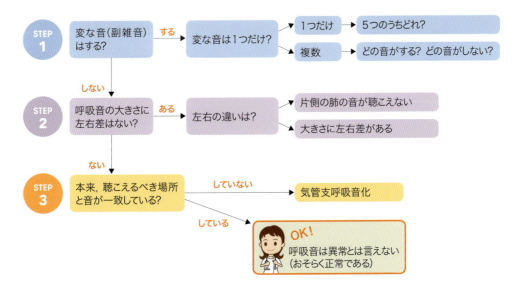

# 5 「呼吸音は正常」と言い切るために ①
## 副雑音と左右差

**POINT**

☞「呼吸音は正常」と言い切るためには，まず副雑音が聴取されないかを確認する。

☞ 次に，呼吸音に左右差がないかを確認する。左右の肺の呼吸音の大きさが違う，あるいは片側の肺から呼吸音がまったく聴取されなければ，呼吸音は正常とは言えない。

### 副雑音が聴取されないか

まず捉えるべきことは，「普段耳にしないような変な音，すなわち副雑音が聴こえないか」ということです。副雑音が1つでも聴取されたら，もちろん「異常ではない」とは言えません。

副雑音は，STEP3で説明した通り，5つしかありません。複数の副雑音が同時に聴取される場合もありますが，それらも必ず5つの音の組合せです。副雑音が聴取されたら，1つひとつの副雑音について，聴こえるか聴こえないかを確認していきます。

### 呼吸音に左右差がないか

次に，音の大きさの左右差に着目します。

ただし，呼吸音の「大きい」「小さい」を他人同士で比べてもほとんど意味はありません。例えば筋肉や脂肪が少なく胸板が薄い人は，胸腔内の空気の出入りしている場所と胸壁に当てている聴診器までの距離が短いため音が通りやすく，音は大きく聴こえます。一方，スポーツ選手などで大胸筋がしっかり発達していれば，聴診器と肺の間に厚い筋肉の層があるために音が通りにくく，聴取される音は小さく，弱くなるでしょう。呼吸音の大小には個人差があってもおかしくないのです。

一方，「右半身は筋骨隆々で左はやせている」というように，身体つきに明らかな左右差のある人は，ほとんどいませんね。ですから，同じ患者さんの左右の呼吸音を聴取し，両者の音の大きさに明らかな違いがあれば，それは異常のサインといえます。

呼吸音の大きさに左右差があったら，「弱い（小さい）側」に異常があり，音が通りにくくなっていると考えられます。なぜならば「胸壁まで届く音の大きさが，ただ単に大きくなる」異常は，原則的にはありえないからです。

呼吸音が小さくなる理由としては，下記のようなことが考えられます。
- 胸膜腔に胸水が溜まっていて，肺と胸壁表面までの距離が遠ざかっている
- 気胸により肺と胸壁表面までの間に空気の層が存在している

なお，「片側の肺から音がまったく聴こえない」場合は，無気肺を起こしている可能性があります。つまり片側の肺への空気の出入りがなくなっているのかもしれません。

「変な音はしないけれど，するべき音もしない」のも，異常です。私たち医療者は何か異常が「ある」ことに着目しがちですが，あるはずのものが「ない」ことも，同じくらい大切な結論として扱わなければなりません。

## 「呼吸音は正常である」と言い切るための考え方の手順

### 副雑音は聴こえない？

- まず副雑音の有無を確認します。副雑音が「ある」場合は5つの副雑音について，それぞれの有無を確認していきます

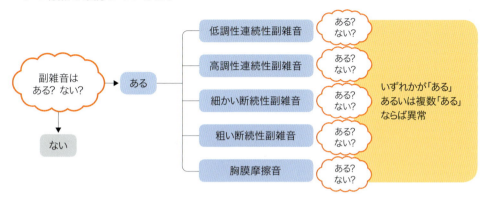

### 呼吸音に左右差はない？

- 片側の呼吸音が小さくなる理由は，いくつか考えられます

**胸水の貯留**
臓側胸膜と壁側胸膜間に胸水が貯留し，肺と胸壁表面までの距離が遠ざかっている

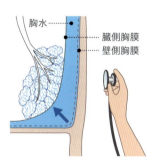

**空気の層の存在**
気胸により肺実質がしぼみ，肺実質と胸壁表面までの距離が遠ざかっている

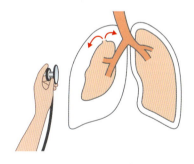

### 「呼吸音は正常である」と判断するためには，何か所で音を聴けばいい？

　「呼吸音は正常である」と言い切るためには，まず副雑音が「ない」と結論づけなければいけません。そのためには"ある程度"漏れなく胸部全体の音を聴く必要があります。この場合の"ある程度"とは，聴診器を少しずつずらして20か所も30か所も細かく音を聴くことではありません。上・中・下肺野（→p.28）にまんべんなく聴診器を当てれば，胸部全体の音はカバーできます。

# 6 「呼吸音は正常」と言い切るために②
## 気管支呼吸音化

> **POINT**
> ☞「呼吸音は正常」と言い切るためには，副雑音や左右差の有無に加えて，「本来，その場所で聴取されるはずの音がする」ことを確認する必要がある。
> ☞気管（支）音が肺野の末梢でも聴取された場合，「呼吸音は正常」とは言えない。

### 気管支呼吸音化は，「部位と音の組合せ」の異常

　正常の場合，呼吸音は部位によって違った聴こえ方をします（次ページの図）。

　では，喉元でしか聴こえないはずの気管（支）音が肺野の末梢で聴こえたら，どのように考えればよいのでしょうか。音自体は気管（支）音でも，末梢で聴こえないはずの音がそこで聴こえているということ自体，おかしいと捉えなければなりません。このような異常を「気管支呼吸音化」といいます。いわば，部位と音の「組合せの異常」です。

　例えば，牛乳を飲んだはずなのに，すごくおいしいコーヒーの味がしたとします。この場合，コーヒーの味自体は，何もおかしくありません。「牛乳」を飲んだはずなのに，「コーヒー」の味がしたから，おかしいのです。組合せの異常とは，つまりこのようなことです。

### 気管支呼吸音化はなぜ起こる？

　なぜ本来その場所で「するはずのない音」が聴取されることがあるのでしょうか。気管支呼吸音化が認められる場合，いくつかの可能性が考えられます。

❶肺線維症が進行している
❷肺が腫瘍に置き換わっている
❸肺炎を起こしている

　ここで知っておきたいのは，「音」というもののもつ性質です。そもそも音は，空気の中よりも臓器や骨などの固体の中のほうがよく通ります。また，空気よりも水の中のほうがよく通ります。

　❶のように肺の線維化が進んでいれば，肺は全体に筋っぽくなり固形成分が増し，より音が通りやすくなります。❷のように肺が腫瘍に置き換われば，それまで空気のかたまりだった肺が固体のかたまりになります。❸のように肺炎を起こせば，炎症を起こしているところには必ず浮腫が起こるため，正常時に比べて肺は水っぽくなります。これらの場合は，いずれも正常の状態よりも音が通りやすくなるのです。

　気管（支）音は結構大きな音ですが，健康な人の肺野の末梢で聴取される肺胞音は，「えっ」と思うくらい静かです。ですから肺野の末梢に聴診器を当てた途端にはっきり音が聴こえるようであれば，肺が何らかのトラブルを起こしている可能性が考えられます。

　なお，気管支呼吸音化だけが単独で起こることは，まずありません。肺炎などによって肺実質が水っぽくなり気管支呼吸音化が起こる場合は，粗い断続性副雑音も聴取される場合がほとんどです。

## その音は聴こえるべき場所で聴こえている？

### 正常呼吸音の聴取部位

● 正常呼吸音とその聴取部位を確認しておきましょう

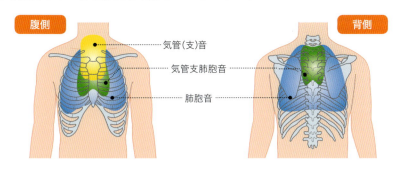

### 気管支呼吸音化とは？

● 肺胞音が聴取されるはずの部位で気管(支)音が聴取されるのが「気管支呼吸音化」です

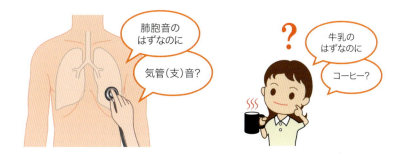

### 音の性質

● 音は固体や水の中のほうが伝わりやすく，空気が増えると伝わりにくくなります

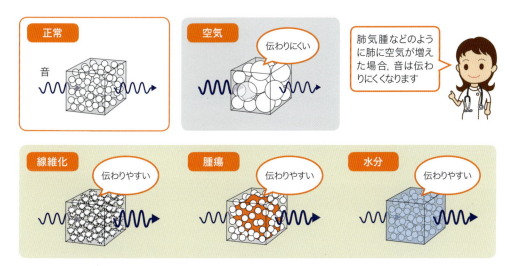

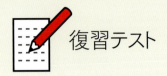 復習テスト

1. 正常時の気管（支）音の特徴を下記から選びなさい。

    (1) 吸気と呼気の間に一瞬音の止まった瞬間が聴き取れる
    (2) 吸気と呼気の長さはほぼ同じである
    (3) 肺野の末梢で最もよく聴取される
    (4) 肺胞音よりも音調は低い

2. 以下の特徴がある正常呼吸音は，何と呼ばれるでしょうか。

    ・呼気よりも吸気のほうが長く聴取される
    ・音調は低調で，やわらかである
    ・吸気と呼気の間で，音はほとんど途切れない

    〔　　　　　　　　〕音

3. それだけで「呼吸音が正常」と判断できるものはどれでしょうか。下記から1つ選びなさい。

    (1) 副雑音が聴取されない時
    (2) 換気に伴う音がする時
    (3) 気管（支）音が肺野の末梢で聴取される時
    (4) 上記のいずれでもない

4. 気管支呼吸音化と考えられる状態はどれでしょうか。下記から1つ選びなさい。

    (1) 肺胞音が喉元で聴取される
    (2) 気管（支）音が肺野の末梢で聴取される
    (3) 気管（支）音が増強する
    (4) 上記のいずれでもない

5. 気管（支）音が肺野の末梢まで伝わりやすくなるのは，下記のいずれの状態と考えられるでしょうか。

    (1) 肺線維症が進行し，肺が線維化している
    (2) 肺気腫を起こし，正常時よりも肺に空気が充満している
    (3) やせていて，胸板が薄い
    (4) 上記のいずれでもない

解答・解説はp.78

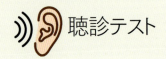聴診テスト

> イヤホンを使用して呼吸音を聴いてください。
> 聴取された音について下記の問題に答えなさい。

1. 呼吸音を聴取し，その音が下記のどの音かを答えなさい。

    (1) 気管（支）音
    (2) 気管支肺胞音
    (3) 肺胞音

2. 呼吸音を聴取し，その音が下記のどの音かを答えなさい。

    (1) 気管（支）音
    (2) 気管支肺胞音
    (3) 肺胞音

3. 呼吸音を聴取します。下記のどの音が聴取されますか。そして，その音が肺野の末梢に聴診器を当てた時に聴取された場合，どのように総合的に判断するかを考えてみましょう。

    (1) 気管（支）音が聴取される
    (2) 細かい断続性副雑音が聴取される
    (3) 肺胞音が聴取される

4. 呼吸音を聴取します。下記のどの音が聴取されますか。そして，その音が肺野の末梢に聴診器を当てた時に聴取された場合，どのように総合的に判断するかを考えてみましょう。

    (1) 気管（支）音が聴取される
    (2) 細かい断続性副雑音が聴取される
    (3) 肺胞音が聴取される

5. 呼吸音を聴取します。下記のどの音が聴取されますか。そして，その音が気管直上に聴診器を当てた時に聴取された場合，どのように総合的に判断するかを考えてみましょう。

    (1) 気管（支）音が聴取される
    (2) 高調性連続性副雑音が聴取される
    (3) 粗い断続性副雑音が聴取される

解答・解説はp.79

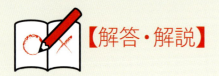
【解答・解説】

## 復習テスト

1 | (1) 吸気と呼気の間に一瞬音の止まった瞬間が聴き取れる

2 | 〔 肺胞 〕音

3 | (4) 上記のいずれでもない

「呼吸音が正常」というのは，想定されうる異常な所見がいずれも認められない場合のことです．(1) の 副雑音が聴取されない時，(2) の換気に伴う音がする時は，正常であるための必要条件にはなりますが，それだけで「正常」と判断できる必要十分条件ではありません．(3) の気管（支）音が肺野の末梢で聴取される時は異常所見です．

4 | (2) 気管（支）音が肺野の末梢で聴取される

気管（支）音は通常，気管直上や喉元で聴取されます．この音が肺野の末梢で聴取される場合は「気管支呼吸音化」という異常所見です．これは音が伝わりやすくなっているために起こるのであり，(3) の気管（支）音が増強したために起こる所見ではありません．

5 | (1) 肺線維症が進行し，肺が線維化している

肺線維症が高度になると，肺は全体に筋っぽくなり固くなります．肺には空気よりも固形成分が多くなり，音は伝わりやすくなります．
なお，(3) のようにやせていて胸板が薄い場合，聴診器を当てた直下の音は聴こえやすくなりますが，気管支の音が末梢に伝わりやすくなるということはありません．

## 聴診テスト

**1** (3) 肺胞音

呼気よりも吸気のほうが長く，吸気と呼気の間はほとんど途切れません。

**2** (1) 気管（支）音

吸気よりも呼気のほうが長く，吸気と呼気の間に一瞬音が途切れます。

**3** (3) 肺胞音が聴取される

肺胞音は気管（支）音よりも小さくやわらかい音です。吸気と呼気の間に音の途切れはほとんど聴取されません。肺野の末梢で肺胞音が聴取されるのは正常です。

**4** (1) 気管（支）音が聴取される

本来は喉元近くでしか聴取されない気管（支）音が肺野の末梢で聴取されることを気管支呼吸音化と言います。気管支呼吸音化がみられる場合，呼吸音は正常とは言えません。

**5** (2) 高調性連続性副雑音が聴取される

気管支のあたりで高調性連続性副雑音が聴取された場合，もともとは太いはずの気管が狭くなっていることが考えられ，危険な状態が示唆されます。

聴診のためのコラム

# 5 胸部疾患と聴診所見

臨床でよくみる胸部疾患の聴診所見を確認しておきましょう。

| 胸部疾患 | 呼吸音 | 副雑音 |
|---|---|---|
| **胸水貯留**<br>(pleural effusion)<br>肺を包む二重の胸膜（臓側胸膜・壁側胸膜）の間の胸膜腔に水分（＝胸水）が溜まった状態<br>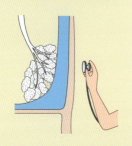 | **減弱（または消失）**<br>聴診器を当てる面（胸壁）と肺実質の間の距離が開くため，聴取される呼吸音は弱くなる | **なし**<br>胸膜炎による場合は胸膜摩擦音が聴取されることもある |
| **気胸**<br>(pneumothorax)<br>臓側胸膜に穴が空き，壁側胸膜との間に空気が溜まった状態。さらに緊張性気胸の場合，肺は圧迫されてつぶれてしまう<br>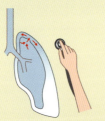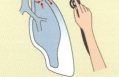 | **減弱（または消失）**<br>聴診器を当てる面（胸壁）と肺実質の間の距離が開くため，聴取される呼吸音は弱くなる | **なし** |
| **無気肺**<br>(atelectasis)<br>気管が詰まることで肺に空気が出入りできず，肺が広がらない状態<br>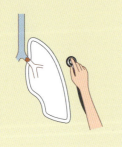 | **消失**<br>空気の出入りがないので音は聴取されない | **なし**<br>空気の出入りがないので音は聴取されない |

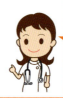

ここであげた音の特徴は"典型例"です。「肺炎だからこの音」「気管支炎だからこの音」と明確に分けられるものではないことに注意してください

STEP 4 「呼吸音は正常」と言い切るための道筋を理解する

80

| 胸部疾患 | 呼吸音 | 副雑音 |
|---|---|---|
| **肺炎**<br>(pneumonia)<br>肺胞や間質に炎症が起こることで，肺実質に過剰な水分を認める<br>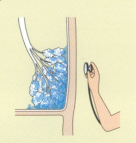 | 正常<br>気管支呼吸音化を伴うこともある | ●粗い断続性副雑音が聴取される場合がある<br>●肺炎のごく初期の場合は，細かい断続性副雑音が聴取されることもある<br>●過剰な水分によって気道の狭窄を伴った場合には，連続性副雑音が聴取されることもある |
| **慢性気管支炎**<br>(chronic bronchitis)<br>細気管支を中心に気道に炎症が起こることで水分を認める<br>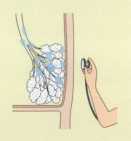 | 正常 | ●粗い断続性副雑音が聴取される場合がある<br>●過剰な水分によって気道の狭窄を伴った場合には連続性副雑音が聴取されることもある |
| **慢性閉塞性肺疾患**<br>(chronic obstructive pulmonary disease：COPD)<br>肺胞の破壊や気道(主に細気管支)の炎症により気道の内腔が狭くなり，空気の流れが悪くなる<br>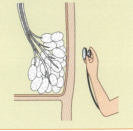 | 肺胞の破壊による気腫化のために音の伝播が低下したり，連続性副雑音によってマスクされることにより，正常な呼吸音自体の聴取が困難となることもしばしばある | ●連続性副雑音が聴取される。低調性か高調性かは，狭窄している部位のもともとの太さや疾患の進行度(狭まり具合の程度)による<br>●気道の狭窄が進行して気道の閉塞を伴った場合には，それまで聴取されていた連続性副雑音が聴取されなくなることもある |

聴診のためのコラム **5**

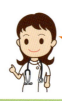

肺梗塞のように呼吸音が正常で副雑音も聴取されない場合もあります。聴診の結果だけで安心するのではなく，しっかりと患者さんの状態をみることが必要です

| 胸部疾患 | 呼吸音 | 副雑音 |
|---|---|---|
| （肺胞の）硬化<br>肺出血などにより肺胞が血液などで充満している場合，あるいは含気があるはずの肺組織が充実性の腫瘍に置き換わった場合など<br>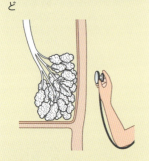 | 気管支呼吸音化<br>患部で気管（支）音が聴取される | ●吸気の終末に細かい断続性副雑音を聴取することもある |
| 左心不全<br>(left-sided heart failure：LHF)<br>左心系に入ることのできない血液が肺の血管の中に溜まり（肺うっ血），肺胞の中が水浸しになる（肺水腫）<br>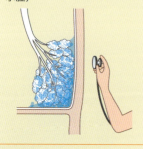 | 正常 | ●吸気の終末に断続性副雑音を聴取する（原理的には水分貯留による粗い断続性副雑音が聴取されるが，その程度が軽微ならば細かい断続性副雑音にも聴こえうる）<br>●過剰な水分によって気道の狭窄を伴った場合には，連続性副雑音が聴取される場合もある（高調性か低調性かは程度による） |
| 肺梗塞<br>(pulmonary infarction)<br>肺動脈の閉塞により肺組織への血流が途絶える<br>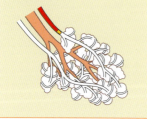 | 正常<br>肺の中の血液循環に障害のある状態なので，呼吸音に異常は認められない | なし |

# 索引

## 欧文

atelectasis 80
ATS分類 18
chronic bronchitis 81
chronic obstructive pulmonary disease (COPD) 81
coarse crackle(s) 19, 48
fine crackle(s) 19, 48
left-sided heart failure (LHF) 82
pleural effusion 80
pneumonia 81
pneumothorax 80
pulmonary infarction 82
rhonchi 19, 48
rhonchus 19
wheeze(s) 19, 48

## 和文

### ▼あ
粗い断続性副雑音 19, 21, **42**, 44, 48

### ▼い
"生きていく"機能と"生きている"機能 6
いびき（様）音 19, 34
イヤーピース 16

### ▼う
ウィーズ 19

### ▼お
音のカタログ，呼吸音の 4, 18

### ▼か
ガス交換，肺胞での 10
片肺挿管 59
下肺野 29
下葉 12, 28
換気 10
換気効率 58
間質性肺炎 40
乾性ラ音 43

### ▼き
気管（支）音 19, 20, **62**
　——と肺胞音の区別 64
気管支呼吸音化 19, 68, **72**
気管支肺胞音 19, 20, **66**
気胸 70
　——，聴診所見 80
気道狭窄 36
胸水 70
胸水貯留，聴診所見 80
胸膜炎 46, 51
胸膜腔 46
胸膜摩擦音 19, 21, **46**, 48

### ▼く
口すぼめ呼吸 15

### ▼け
ケア計画 4
血液循環，肺内での 10
血管雑音の聴診 17
減弱・消失，呼吸音の 19

### ▼こ
拘束性肺障害 40
高調性連続性副雑音 19, 20, **34**, 48
コース・クラックル 19
呼気延長 19
呼吸音聴診の目的 2
呼吸音の分類 **18**, 21
呼吸器系の機能 10
呼吸数 11
細かい断続性副雑音 19, 20, **38**, 40, 48
コロトコフ音 17

### ▼さ
左心不全，聴診所見 82
左右差，呼吸音の 14, 70

### ▼し
湿性ラ音 43
上肺野 29
上葉 12, 28
除外診断 21, 68
心音の聴診 16
人工呼吸器 59
身体診察手技 10

### ▼す
水泡音 19
スクイージング 40

### ▼せ
生活機能の階層モデル 7
正常呼吸音 62

### ▼そ
臓側胸膜 46

### ▼た
体位ドレナージ 40, 44

### ▼ち
チェストピース 14, **16**
中肺野 29
中葉 12, 28
腸蠕動音の聴診 17

### ▼て
低調性連続性副雑音 19, 20, **34**, 48
笛（様）音 19, 34

### ▼と
ドレナージ 40, 44

### ▼ね
捻髪音 19, 38

### ▼は
肺炎 42, 72
　——，聴診所見 81
肺血流シンチグラフィー 11
肺梗塞，聴診所見 82
肺水腫 42
肺線維症 50, 72
肺尖部 8
排痰 40
肺底部 8
肺の構造 12
肺胞音 19, 20, **64**
肺（胞）コンプライアンス低下 40
肺胞伸展性の低下 40
肺胞の硬化，聴診所見 82
肺門部 8
肺野末梢 8

### ▼ふ
ファイン・クラックル 19
フィジカルイグザミネーション 10
副雑音 18
　——の重複 50
　——の分類 19
　——，肺性 18, 20
　——，非肺性 18, 21

### ▼へ
壁側胸膜 46
ベル型，聴診器 14, 16

### ▼ま
膜型，聴診器 14, 16
慢性気管支炎 42
　——，聴診所見 81
慢性閉塞性肺疾患(COPD) 15
　——，聴診所見 81

### ▼み
三上分類 18

### ▼む
無気肺 36
　——，聴診所見 80

### ▼り
臨床推論 21, 68

### ▼れ
レセプター，呼吸音の 4
連続性副雑音 32

### ▼ろ
ロンカイ 19
ロンクス 19